Herausgeber:

Prof. Dr. R. Degkwitz, Psychiatrische und Nervenklinik der Universität Freiburg, Hauptstraße 5, D-7800 Freiburg

Prof. Dr. H. Helmchen, Psychiatrische Klinik der Freien Universität Berlin, Nußbaumallee 36, D-1000 Berlin 19

Dr. G. Kockott, Max-Planck-Institut für Psychiatrie, Kraepelinstraße 10, D-8000 München 40

Dr. W. Mombour, Max-Planck-Institut für Psychiatrie, Kraepelinstraße 10, D-8000 München 40

Übersetzung:
G. Kockott, W. Mombour

Vorwort der englischen Ausgabe

Dieses kurze Vorwort hatte der verstorbene Sir Aubrey Lewis für das „Glossar psychiatrischer Krankheiten und Hinweise zu ihrer Klassifikation" geschrieben, das 1974 im Zusammenhang mit der 8. Revision der Internationalen Klassifikation der Krankheiten herausgegeben worden war. Es ist hier nochmals wiedergegeben in Anerkennung von Sir Aubreys grundlegendem Beitrag zu diesem Glossar; er bildet den Kern des Glossars, der jetzt ein offizieller Teil des Kapitels über psychiatrische Erkrankungen der 9. Revision ist.

Das Zusammenstellen von Glossaren war seit dem 2. Jahrhundert n. Chr. eine respektable Tätigkeit, wie ein Artikel in der Encyclopaedia Britannica hinreichend verdeutlicht. Dies überrascht nicht, wenn man an die vielfachen Bedürfnisse für Klassifikation und Interpretation denkt; aber es gibt auch eine Kehrseite der Medaille: Der englische Ausdruck „to gloss over" oder „to gloze" (deutsche Übersetzung: beschönigen), der von der gleichen Wortwurzel wie Glossar abstammt, bezeichnet eine unehrliche Tätigkeit. In ähnlicher Weise hat das Wort „Klassifikation" sowohl einen herabsetzenden wie anerkannten Klang. Auch der Gebrauch dieser Ausdrücke in der Psychiatrie zeigt deren Doppeldeutigkeit in kritischen Äußerungen hierzu wie: „Reines Etikettieren", „Die treffliche Selbstzufriedenheit der Klassifikation", „Nosologisches Markensammeln", „Ein medizinischer Trockengarten". Solche verurteilenden Redewendungen entstammen z. T. der Auflehnung gegen die Übertreibungen, mit denen die Klassifikation am Ende des 18. und zu Beginn des 19. Jahrhundert betrieben wurde.

Ein Verfasser moderner psychiatrischer Glossare hat im Grunde genommen mit denselben Unsicherheiten und Tücken zu tun, wie jeder Verfasser anderer medizinischer Klassifikationen, aber sie werden durch die Spärlichkeit objektiver Daten erhöht, von denen Definition und Diagnose abhängen müssen. Er muß passende Kriterien zusammenstellen, um eine Krankheit von einer anderen abzugrenzen; im Idealfall strebt er ein logisch durchgehendes Schema an, in das sie alle hineinpassen. Ein solches Schema kann entweder auf klinischen Querschnittsbildern (Syndromen) oder auf dem klinischen Verlauf aufgebaut sein; es kann psychodynamisch, ätiologisch (genetisch) oder pathogenetisch ausgerichtet sein. Da jedoch Krankheiten in jedem Fall abstrakte Konzepte sind, nimmt es nicht Wunder, daß sich die Krankheitskonstrukte, mit denen die Psychiater arbeiten, überlappen und undeutliche Begrenzungen haben. Fehlende Beobachterübereinstimmung ist hierfür von entwaffnender Evidenz; die Reliabilität ist zu niedrig, um wissenschaftlich zufriedenzustellen; Widersprüche können in einzelnen Fällen verringert, in anderen minimalisiert werden, in Abhängigkeit davon, ob sie von ungenauer Beobachtung, subjektiver Beurteilung oder von Diskrepanzen der benutzten nosologischen Systeme oder Fachausdrücke herrühren.

Aber die Situation ist nicht mehr aussichtslos. Das vorliegende Glossar vermindert, wenn es genau angewendet wird, den Spielraum für Irrtümer. Jedoch scheint exakte Beobachtung noch immer die Methode zu sein, die am genauesten beachtet werden muß. A. R. Feinstein sagte es ohne Umschweife: „Die gegenwärtigen psychiatrischen Debatten über Klassifikationssysteme, die vielen hypothetischen und unbestätigten Schemata psychodynamischer Mechanismen und die Beschäftigung mit ätiologischen Schlußfolgerungen statt einer Beweisführung aufgrund objektiver Beobachtung sind nosologische Aktivitäten, die einen manchmal an mittelalterliche Taxonomisten erinnern". Die in diesem Glossar aufgeführten Krankheiten werden durch Kriterien beschrieben, die vor allem deskriptiv sind. Daher sollte der Gebrauch des Glossars zu einer sorgfältigen Beobachtung ermutigen.

Das Glossar enthält immer noch einige Kompromisse und Ungereimtheiten; daß aber eine Version entstehen konnte, auf die sich eine internationale Gruppe von Mitarbeitern und Beratern mit sehr unterschiedlichem Hintergrund und Auffassungen einigen konnte, war nur möglich durch eine großzügige Bereitschaft zur Zusammenarbeit und eine gemeinsame Erkenntnis für die dringende Notwendigkeit einer besseren Verständigung.

Sir Aubrey J. Lewis, M. D., F. R. C. P. 1974

Teilnehmer, die bei der Abfassung des vorliegenden Büchleins beteiligt waren:

- Frau E. M. Brooke, vormals Leiter der Abteilung für medizinische Statistik des Instituts für soziale und präventive Medizin der Universität Lausanne, Schweiz (Anhang 3).
- Dr. J. E. Cooper, Professor für Psychiatrie, University of Nottingham Medical School, Nottingham/England (Abschnitt über „Der Aufbau des Kapitels V ..."; Übersichten zur raschen Orientierung; Redaktion).
- Dr. A. Jablensky, Senior Medical Officer, Division of Mental Health, World Health Organization (Gesamtkoordination).
- Dr. M. Kramer, Professor, Department of Mental Hygiene, Johns Hopkins University, School of Hygiene and Public Health, Baltimore, MD, USA (Anhang 1 und 2).
- Dr. N. Sartorius, Director, Division of Mental Health, World Health Organization (Gesamtkoordination).

Danksagung

Zwischen 1965 und 1972 traf sich jährlich eine internationale Gruppe von Experten in Seminaren, die in der Einleitung aufgezählt sind (s. S. 5). Sie brachte das Glossar für die 8. Revision zum Abschluß und arbeitete gleichzeitig Vorschläge aus, die als Basis für Änderungen des Kapitels V der 9. Revision dienten. Der Entwurf des geänderten Kapitels V, zusammen mit dem eingearbeiteten Glossar, zirkulierte bei den Mitgliedern des WHO-Ausschusses für psychische Gesundheit und bei anderen Experten in mehr als 60 Ländern. Sie gaben alle wertvolle Kommentare und Vorschläge ab. Diese Kommentare und Vorschläge wurden von der WHO in Zusammenarbeit mit Dr. M. Rutter, Professor für Kinderpsychiatrie, London, und Dr. J. E. Cooper, Professor für Psychiatrie, University of Nottingham Medical School, Nottingham, England, systematisch zusammengefaßt. Sie wurden für die Vorbereitung der endgültigen Version benutzt, die von der internationalen Konferenz für die 9. Revision der Internationalen Klassifikation der Krankheiten (Genf 1975) angenommen wurde.

Inhaltsverzeichnis

Diagnosenschlüssel

---

[1] ICD = International Classification of Diseases

Neurosen, Persönlichkeitsstörungen (Psychopathien) und andere nichtpsychotische psychische Störungen (300–316)

Oligophrenien 317–319

Vorbemerkung zur fünften Auflage

Die DGPN legt hiermit die deutsche Fassung des V. Kapitels der *9. Revision* der Internationalen Klassifikation der Krankheiten (ICD) vor, das wie bisher den Diagnosenschlüssel und neuerdings auch das Glossar für psychiatrische Krankheiten enthält. Die 9. Revision hat keine grundsätzlichen Änderungen erbracht, bedeutet aber in vieler Hinsicht eine erhebliche Verbesserung. Verbesserungen bedeuten auch Veränderungen.

Eine Übersicht über die Entsprechungen im Kapitel V zwischen der 8. und 9. Revision findet sich auf S. 96 f. Sie zeigt, daß bei manchen Krankheitsbildern eine größere Differenzierung vorgenommen wurde, etwa bei den depressiven Zuständen, den abnormen Reaktionen und Entwicklungen sowie den psychischen Störungen im Kindesalter, während bei den organischen Psychosen eine Reduktion der ätiologischen Definition eingetreten ist. Dennoch ist auch hier eine viel weitergehende Differenzierung als bisher möglich, wenn man zu den psychiatrischen Zustandsbildern in einer zweiten Diagnose die Genese der Krankheit mit Nummern aus den anderen Kapiteln der ICD verschlüsselt. Alle hier voraussichtlich in Betracht kommenden Diagnosennummern aus den anderen Kapiteln wurden deswegen im Anhang III zusammengestellt (s. S. 105 f.). So kann eine Verschlüsselung vorgenommen werden, ohne daß jeweils die umfangreiche Gesamtausgabe der ICD zu Rate gezogen werden muß.

Eine gewisse Schwierigkeit ergibt sich dadurch, daß in der neuen 9. Revision keine Nummern mehr für den in der alten, bisher gültigen 8. Revision eingefügten deutschen Zusatz 316.0 „Psychiatrisch unklare Fälle", 316.1 „Neurologische Krankheiten", 316.2 „Weder neurologisch noch psychisch krank" zur Verfügung stehen. Wir empfehlen für die psychiatrisch unklaren Fälle (316.0 alt), soweit angän-

1

gig, jeweils die .9-Möglichkeit bei den einzelnen Krankheitsbildern zu verwenden. Für Patienten, bei denen dies nicht möglich ist, etwa solchen, die Kontakt mit der psychiatrischen Einrichtung hatten, aber sofort weitergeleitet wurden, möge die Diagnosennummer 312.9 verwendet werden. Personen, die weder psychiatrisch noch neurologisch krank sind, aber etwa durch ein Täuschungsmanöver mit einer psychiatrischen Einrichtung Kontakt aufnehmen, sind mit 000.0 zu verschlüsseln.

Bei der Übersetzung haben wir uns, wie auch schon bei der 8. Revision, möglichst eng an den englischen Text gehalten und uns dabei bemüht, den sachlichen Gehalt des Originals genau wiederzugeben. Von den deutschen Benutzern muß erwartet werden, daß sie sich auf die 9. Revision des V. Kapitels, wie es nun einmal ist, einstellen. Alle Diagnosenschlüssel stellen Kompromisse dar, die der Verständigung und praktischen Aufgaben der Dokumentation dienen und nicht „die Wahrheit" darstellen. An den Stellen, an denen die deutsche Tradition zu unlösbaren Schwierigkeiten bei der Anwendung der ICD führt oder wo eine gewisse Klärung erforderlich schien, haben wir deutsche Zusätze eingefügt, die durch ein Z und einen senkrechten Strich links vor dem Text gekennzeichnet sind. Diesen Weg hatten wir auch schon für die 8. Revision gewählt, um einen eigenen deutschen Diagnosenschlüssel im Interesse der internationalen Zusammenarbeit und Verständigung vermeiden zu können. Dank der Verbesserungen der 9. Revision konnte die Zahl der deutschen Zusätze erheblich verringert werden.

Wir hoffen, daß die neue Ausgabe des Diagnosenschlüssels und Glossars psychiatrischer Krankheiten zusammen mit den Übersichten und Erläuterungen die Annahme der 9. Revision der ICD erleichtert und die Verständigung über psychiatrische Krankheiten und ihre notwendige Dokumentation weiter verbessert.

Die Herausgeber

Einleitung

Dieses Büchlein ist ein Nachfolger des „Glossars psychiatrischer Krankheiten und Hinweise zu ihrer Klassifikation", das im Zusammenhang mit Kapitel V („Psychiatrische Krankheiten") der 8. Revision der Internationalen Klassifikation der Krankheiten (ICD-8) herausgegeben worden war [1]. Es wird wieder als Leitlinie und Hilfe für die klinische Diagnostik sowie für Personen veröffentlicht, die mit der Verschlüsselung psychiatrischer Informationen befaßt sind. Die 9. Revision der Internationalen Klassifikation der Krankheiten (ICD-9) [2] hat keine grundlegenden Änderungen in den Einteilungen der Klassifikationen des Kapitels V erbracht. Diejenigen, die schon mit der 8. Revision vertraut waren, werden in der 9. Revision eine ähnliche Anordnung finden, obwohl sie eine Reihe von Verbesserungen enthält. Die Einbeziehung des Glossars als wesentlicher Bestandteil des Kapitels V der ICD-9 ist jedoch ein Novum. Sie wurde notwendig aufgrund des relativen Mangels an objektiven Daten für die psychiatrische Diagnostik und die daraus resultierenden Unterschiede im Gebrauch psychiatrischer Termini in verschiedenen Ländern.

Die einleitenden Kapitel des früheren Büchleins sind auf den Stand der vorliegenden Publikation gebracht worden. Sie sind in etwas veränderter Form im Abschnitt über Aufbau und Gebrauch des Kapitels V der ICD-9 wieder-

---

[1] Siehe Diagnosenschlüssel und Glossar psychiatrischer Krankheiten, 1.–4. Aufl. Springer, Berlin Heidelberg New York 1971–1975
[2] Internationale Klassifikation der Krankheiten (ICD) 1979, 9. Revision: Bd. I, Systematisches Verzeichnis. Deutsche Fassung herausgegeben vom Bundesminister für Jugend, Familie und Gesundheit. Erschienen im Deutschen Consulting-Verlag, Wuppertal

gegeben, der auch eine Diskussion der wichtigen Unterschiede zwischen ICD-8 und ICD-9 enthält (s. S. 7 f.).

Der nächste Abschnitt (ab S. 22) gibt das gesamte Kapitel V („Psychiatrische Krankheiten") der ICD-9 mit dem nunmehr eingearbeiteten Glossar wieder. Hierauf folgen drei Übersichten zur raschen Orientierung, die dazu dienen sollen, Probleme beim Vertrautwerden mit der neuen Form der ICD-9 zu vermindern. Die erste Übersicht über verschiedene Formen depressiver Krankheitsbilder dürfte besonders nützlich sein, da es jetzt 10 dreistellige und 19 vierstellige Kategorien gibt, mit denen die verschiedenen Typen depressiver Krankheitsbilder verschlüsselt werden können (s. S. 93 f.). Diese Zunahme berücksichtigt das ubiquitäre Vorkommen depressiver Symptome, jedoch benötigt der Benutzer einen Hinweis, wenn er sich mit Kapitel V zu beschäftigen beginnt. Anhang I und II geben eine Einführung und einen Überblick über die gesamte ICD-9 (s. S. 99 f.). Anhang III enthält die drei- und vierstelligen Kategorien solcher Erkrankungen in der ICD-9 außerhalb des Kapitels V, die sehr wahrscheinlich zusätzlich benötigt werden, wenn psychiatrische Informationen gesammelt und verschlüsselt werden (s. S. 105 f.). Anhang III sollte dem Benutzer ermöglichen, die Mehrzahl der Fälle zu erfassen, in denen zwei Schlüsselnummern erforderlich sind, so daß er nur selten auf die Gesamtbände der ICD-9 zurückgreifen muß. Am Ende steht zur raschen Orientierung ein alphabetischer Index der Hauptkategorien, der Unterkategorien und anderer empfohlener Termini aus Kapitel V der ICD-9 sowie des Anhangs III.

Änderungen und neue Kategorien in der Internationalen Klassifikation der Krankheiten sind nur aus gewichtigen Gründen und nach langer Überlegung eingeführt worden. Soweit als möglich beruhen die Änderungen in Kapitel V auf dem Nachweis, daß die neuen Bezeichnungen besser geeignet sind als die alten. Einige dieser Nachweise und ein großer Teil der anderen Änderungen, die aufgrund von Diskussionen und unter Berücksichtigung verschiedener Standpunkte vorgenommen wurden, entstammen dem

Programm der Weltgesundheitsorganisation für Standardisierung der psychiatrischen Diagnose, Klassifikation und Statistiken. Ein besonderes Charakteristikum dieses Programms waren 8 internationale Seminare, die von 1965 – 1972 jährlich abgehalten wurden; jedes dieser Seminare war auf ein umschriebenes Problem psychiatrischer Diagnostik konzentriert. Psychiater aus mehr als 40 Ländern nahmen daran teil; die Unterlagen und Vorschläge, die im 8. und letzten Seminar als Grundlage für die Empfehlungen zur ICD-9 dienten, wurden von wesentlich mehr Psychiatern gesehen und kommentiert.

Folgende Seminare wurden abgehalten, wobei die ersten 7 sich mit der Klassifikation der Hauptgruppen psychiatrischer Störungen beschäftigten und das letzte mit einem Gesamtüberblick [1]:

Ort	Jahr	Thema
London	1965	Funktionelle Psychosen mit besonderer Berücksichtigung der Schizophrenie
Oslo	1966	Borderline-Psychosen, reaktive Psychosen
Paris	1967	Psychiatrische Störungen im Kindesalter
Moskau	1968	Psychische Störungen im Alter
Washington, D. C.	1969	Oligophrenie
Basel	1970	Neurotische und psychosomatische Störungen
Tokyo	1971	Persönlichkeitsstörungen und Medikamenten-/Drogenabhängigkeit
Genf	1972	Zusammenfassung, Schlußfolgerungen, Empfehlungen und Vorschläge für zukünftige Forschung

[1] Eine Aufstellung des publizierten Materials und der Berichte über diese Seminare kann bei der Weltgesundheitsorganisation, Genf, angefordert werden

So stellt dieses Büchlein das Ergebnis internationaler Zusammenarbeit und die Frucht vieler Debatten und konstruktiver Diskussionen dar. Wir hoffen, daß seine Benutzer es hilfreich finden und auch in Zukunft die WHO bei der weiteren Entwicklung des Glossars unterstützen, indem sie ihre Kommentare und Empfehlungen zur Verfügung stellen.

Aufbau des Kapitels V „Psychiatrische Krankheiten" der ICD-9 und Hinweise zu seinem Gebrauch

Nomenklaturen, Klassifikationen und Glossare

Um den größtmöglichen Nutzen beim Gebrauch der 9. Revision der Internationalen Klassifikation der Krankheiten (ICD-9) und des in das Kapitel V eingearbeiteten Glossars zu haben und um es mit der größtmöglichen Gleichmäßigkeit anzuwenden, ist es notwendig, einige grundlegende Gesichtspunkte über Klassifikationssysteme von Krankheiten zu verstehen. Eine Klassifikation von Krankheiten beginnt zunächst mit einer Aufstellung von Krankheitsbezeichnungen, auf die man sich geeinigt hat. Dabei hat jede Krankheit nur eine Bezeichnung. Eine solche Aufstellung nennt man Nomenklatur. Eine Nomenklatur ist lediglich eine Aufstellung, die keine Schlußfolgerung erlaubt auf Zusammenhänge zwischen den Begriffen, aus denen sie zusammengestellt ist. Namen neuentdeckter Krankheiten können, sobald man sich auf sie geeinigt hat, hinzugefügt werden, ohne die schon bestehenden Begriffe zu verändern. Der nächste Schritt besteht darin, diese Namen entsprechend festgelegten Kriterien zu gruppieren, um Krankheiten mit Gemeinsamkeiten in Klassen einzuordnen. Eine solche Gruppierung nennt man Klassifikation. Die Art der Kriterien, nach denen Klassen gebildet werden, ist abhängig von den Zielen der Klassifikation – es gibt keine einzige Klassifikationsart, die allen Zwecken dient. In der Allgemeinmedizin ist eine Klassifikation nach Ursachen für viele Zwecke sehr nützlich, in der Psychiatrie jedoch sind die Ursachen der meisten psychischen Erkrankungen noch immer wenig bekannt. Deshalb muß man auf andere Kriterien zurückgreifen wie z. B. Symptom- und Verhaltensähnlichkeit oder Krankheitsverlauf. Wird eine neue Erkrankung einer bereits bestehenden Klassifikation zugefügt, muß man darauf achten, daß sie in der richtigen

Beziehung zu anderen ähnlichen Störungen eingeordnet wird, entsprechend den Kriterien, die für diese spezielle Klassifikation benutzt wurden. (Dies steht im Gegensatz zur Nomenklatur, bei der man einfach neue Krankheiten hinzufügen kann, ohne Rücksicht auf solche Beziehungen nehmen zu müssen.) Eine zusätzliche Komplikation bei Klassifikationen, die wie die ICD vornehmlich für statistische Zwecke gedacht sind, ist die Tatsache, daß jedem Kapitel von Anfang an eine bestimmte Zahl von Kategorien zugeordnet wurde. Wird eine solche „statistische" Klassifikation zum ersten Mal aufgestellt, dann müssen alle Begriffe einer existierenden Nomenklatur in diese Kategorie passen. Da es oft unmöglich ist, Platz für zukünftige Änderungen oder Zufügungen zu belassen, kann die Einfügung eines neuen Begriffes die Streichung eines anderen Begriffes oder eine Änderung bereits akzeptierter Teile der Klassifikation erfordern. Deshalb muß man oft gegenüber Veränderungsvorschlägen für eine „statistische" Klassifikation einen relativ konservativen Standpunkt einnehmen.

Eine Klassifikation von Krankheiten kann nur dann zufriedenstellend benutzt werden, wenn einige Hinweise auf die Bedeutung der Begriffe gegeben werden, aus denen sie besteht. Ein Glossar ist eine Sammlung von Beschreibungen und, wenn möglich, eine genaue Definition der Begriffe, die eine Klassifikation ausmachen. Wiederum gibt es hier spezielle Probleme in der Psychiatrie. Das Glossar zum Kapitel „Psychiatrische Krankheiten" der ICD-9, das in diesem Büchlein wiedergegeben ist, besteht notwendigerweise eher aus der Beschreibung von Symptombildern und Syndromen als aus klaren und sich gegenseitig ausschließenden Definitionen. Es ist ungewöhnlich, daß man in der Psychiatrie eine Diagnose aufgrund weniger pathognomonischer Symptome stellen kann; in den meisten Fällen werden psychiatrische Störungen dadurch voneinander unterschieden, daß man eine unterschiedliche Akzentuierung innerhalb einer relativ kleinen Anzahl von Symptomen erkennt.

Die ICD

Hauptziel der verschiedenen Revisionen der ICD war immer die Klassifikation von Informationen zur Morbidität und Mortalität auf nationaler und internationaler Ebene. Die ICD ist daher eher eine Klassifikation von Krankheiten als von Patienten. Da ein Patient mehrere Krankheiten haben kann, müssen Regeln festgelegt werden, wie mehrere Störungen verschlüsselt werden sollen. Entsprechend dem Zweck, dem die Datensammlung dient, verändern sich die Regeln. (Eine Reihe von Regeln, die in Verbindung mit dem psychiatrischen Glossar des Kapitels V der ICD-9 verwendet werden können, sind auf den Seiten 11 – 17 zusammengefaßt.)

Das Einteilungsprinzip in der ICD-9 verändert sich bereits von einem Kapitel zum anderen (s. Anhang I, S. 99 f.). Das psychiatrische Kapitel stellt in sich selbst einen Kompromiß dar insofern, als die Kriterien, nach denen es aufgebaut ist, wegen der speziellen Probleme in der Psychiatrie nicht einheitlich durchgängig sind. Kapitel V ist vorwiegend beschreibend, aber auch ätiologische und prognostische Gesichtspunkte werden in einigen Kategorien verwendet. Obwohl dies den Gebrauch erschwert, sind einige dieser Schwierigkeiten unvermeidlich wegen des gegenwärtigen Standes psychiatrischen Wissens und wegen der Notwendigkeit, die ICD möglichst vielen Ländern und Schulen annehmbar zu machen.

Glossar zum psychiatrischen Kapitel der ICD-9

Alle vorausgehenden Revisionen der ICD sind ohne irgendeinen Hinweis auf die Bedeutung ihrer Begriffe veröffentlicht worden. Eine Anleitung zum Kapitel V der ICD-9 wurde nun in Form eines Glossars beigefügt, da es zunehmend deutlich wurde, daß viele psychiatrische Schlüsselbegriffe in verschiedenen Ländern eine sehr unterschiedliche Bedeutung haben. Solange kein Versuch gemacht wird, Beschreibungen und diagnostische Begriffe einheitlich zu benutzen, haben die Statistiken psychiatrischer Erkrankungen, die auf der ICD aufbauen, bezüglich ihrer Diagnostik wenig Aussagekraft. Auch in manch anderer Hinsicht wird die Verständigung zwischen Psychiatern zunehmend schwierig. Das Glossar gibt unvermeidlich alle Unstimmigkeiten und Schwierigkeiten wieder, die in der Anordnung des Kapitels V vorhanden sind; dieses Kapitel ist, wie bereits erwähnt, selbst ein Kompromiß. (Die internationale Konferenz für die 9. Revision, die 1975 abgehalten wurde, nahm zur Kenntnis, daß die Standardisierung der Nomenklatur auf einer mehrsprachigen Basis wesentlich für eine übereinstimmende Diagnostik sei, und empfahl, daß Glossare, ähnlich dem des Kapitels V, zusammengestellt werden sollten für andere Fachrichtungen, in denen die diagnostischen Konzepte unklar sind.)

Somit ist das Hauptziel der ICD-9 und des Glossars, daß die Benutzer soweit als möglich zu einem einheitlichen Gebrauch der wesentlichen diagnostischen Begriffe aus der gegenwärtigen Psychiatrie kommen. Zusätzlich soll es helfen, die Unterschiede zwischen den diagnostischen Konzepten zu vermindern, die von Psychiatern verschiedener Länder bei der statistischen Dokumentation psychiatrischer Krankheiten verwendet werden. Außerdem soll der Gebrauch der ICD-9 und des Glossars bei Publikationen über klinische Arbeit oder Forschung dazu beitragen, daß Psychiater verschiedener Länder und Schulen gegenseitig ihre Arbeit und ihre Konzepte besser verstehen.

Außer dem Hauptziel, die Verständigung zu fördern, kann Kapitel V der ICD-9 mit seinem Glossar auch zu Unterrichtszwecken verwendet werden, weil es von Psychiatern aus verschiedenen Ländern und mit unterschiedlichen Ansichten zusammengestellt wurde. Es ist unwahrscheinlich, daß alle Begriffe und Beschreibungen mit den eigenen Ansichten oder dem eigenen Sprachgebrauch jedes einzelnen Psychiaters übereinstimmen werden. Mangelnde Übereinstimmung ist die natürliche Folge von unterschiedlichen Standpunkten, von denen jeder einige Gründe für sich hat. Für Verständigungszwecke ist es jedoch notwendig, zu einem praktikablen Kompromiß zu kommen, und genau den stellen die ICD-9 und das Glossar dar. Sie enthalten zweifellos einige Unstimmigkeiten. Aber diese Unstimmigkeiten sowie das Festhalten an solch vagen Begriffen wie Neurose und Psychose wurzeln tief in psychiatrischer Gewohnheit und Geschichte. Möge die Diskussion dieser schwierigen und widerspruchsvollen Gesichtspunkte die Probleme beleuchten, die allen medizinischen und psychiatrischen Klassifikationssystemen zugrunde liegen. Möge die Diskussion auch dazu führen, die Meinungen anderer zu respektieren und zu verstehen.

Spezielle Hinweise zum Gebrauch des Kapitels V der ICD-9

Das Glossar im Kapitel V wurde zusammengestellt, um den Psychiatern eine Anleitung zu geben, diejenige Diagnosennummer auszuwählen, die dem klinischen Bild des Patienten am nächsten kommt. Es soll auch vom Dokumentationspersonal benutzt werden, das für die Verschlüsselung von Diagnosen entsprechend der ICD-9 verantwortlich ist.

Soweit es die Begriffe der ICD-9 erlauben, besteht das Glossar lediglich aus Beschreibungen von Symptomen oder Syndromen. Ätiologische Feststellungen und Hypothesen wurden vermieden, außer wenn dafür ein allgemein geäußertes Bedürfnis bestand. Die wichtigsten Ausnahmen, bei denen ätiologische Aussagen nicht vermieden werden können, sind: 1. die Kategorien 290 – 294, bei denen in der Überschrift die organische Ätiologie mit eingeschlossen ist, 2. die Kategorie 298 „nichtorganische" oder „psychogene Psychosen" und 3. die neuen Kategorien 308 und 309 – „Psychogene Reaktion (akute Belastungsreaktion)" und „Psychogene Reaktion (Anpassungsstörung)". Wird die ICD und das Glossar für statistische Zwecke gebraucht, dann sollte der Benutzer vermeiden, eine Diagnose eigener Terminologie zu stellen und dann lediglich nach der Diagnose zu suchen, die der seinen am nächsten kommt. Er sollte sich von Anfang an mit den Beschreibungen des Glossars vertraut machen und dann die Beschreibung wählen, die der Krankheit des Patienten am ehesten entspricht, selbst wenn das für den Diagnostiker bedeutet, einen Begriff zu wählen, der ihm oder den Kollegen seines Landes nicht vertraut ist.

Es ist unvermeidlich, daß einige der Beschreibungen und Anweisungen des Glossars den diagnostischen Vorlieben vieler Psychiater widersprechen. Wenn es diesen Psychiatern nicht möglich ist, die Beschreibungen und Anweisungen des Glossars mit ihren eigenen Überzeugungen und dem diagnostischen Gebrauch in Übereinstimmung zu bringen, steht es ihnen frei, die ICD-Begriffe zu modifizieren, zu erweitern oder umzugruppieren – und dadurch das Glossar entsprechend zu modifizieren, um z. B. ihre eigenen klinischen und Forschungsgesichtspunkte darzustellen. Es ist jedoch nötig zu klären, wie ihre eigenen Begriffe in die des Glossars und der ICD überführt werden können. Im Ausnahmefall kann auch ein nationales Glossar mit dem gleichen Vorbehalt benutzt werden, um die Übereinstimmung innerhalb eines Landes zu erhöhen. (Bemerkung der deutschen Herausgeber: Wir haben den Weg gewählt, Zusätze nur an wenigen Stellen einzufügen, wo dies unbedingt erforderlich erschien, um die internationale Vergleichbarkeit möglichst wenig zu beeinträchtigen.)

Die Benutzer der ICD werden dringend gebeten, immer genau die Begriffe zu verwenden, die als Überschriften jeder drei- oder vierstelligen Kategorie angegeben sind. In vielen Fällen sind auch weitere Begriffe im Anschluß an die Glossardefinition aufgeführt. Dies bedeutet, daß der Begriff als akzeptabler und häufig gebrauchter Name für eine Krankheit oder Störung, die in die betreffende Kategorie gehört, anerkannt oder ein akzeptables Synonym für die Überschrift dieser Kategorie ist. Alle drei- und vierstelligen Überschriften und die dazugehörigen Begriffe, die im Glossar vorkommen, sind zur raschen Orientierung und als Hilfe beim Zuordnen einer Diagnose zu einer Schlüsselnummer in einem alphabetischen Index aufgeführt (S. 121). (Der alphabetische Index im Band 2 der ICD-9-Gesamtausgabe sollte benutzt werden als Anleitung, wie Begriffe zu dokumentieren sind, die im vorliegenden Index nicht vorkommen.) Überholte und irreführende Begriffe sind absichtlich im Glossar vermieden worden, auch wenn sie geschichtlich interessant und bedeutsam sind.

Bevor die ICD zufriedenstellend zur Klassifizierung von Patienten benutzt werden kann, müssen einige Anweisungen gegeben werden, wie bei jenen Patienten zu verfahren ist, die mehr als eine Diagnose erhalten haben. Die Regeln für das Vorgehen hängen von dem Zweck ab, für den die Patienten klassifiziert werden. Kein einziges System ist für alle Zwecke geeignet. Unten werden einige Beispiele für häufig benutzte Systeme unterschiedlichen Komplexitätsgrades aufgeführt. Diagnostiker und andere Benutzer der ICD-9 und des Glossars sollten sich immer der Erfordernisse und Zwecke des Dokumentationssystems bewußt bleiben, in welches sie ihre Diagnose einbringen.

Wo nur eine einzige Diagnose für jeden Patienten dokumentiert werden kann, wird oft festgesetzt, daß *die* Diagnose dokumentiert werden soll, die für Aufnahme oder Konsultation des Patienten im Vordergrund stand. Wenn man sich für die Gründe, die zur Aufnahme oder Konsultation führten, nicht besonders interessiert, kann man aufgrund hierarchischer Regeln einem bestimmten Diagnosetyp den Vorrang vor anderen geben. Diese Regeln können vom Psychiater oder von denen, die die Diagnosen auswerten, festgelegt werden. So kann man z. B. allen organisch begründbaren psychiatrischen Krankheiten den Vorzug vor funktionellen geben, und innerhalb der Gruppe der funktionellen Störungen kann dann die Abfolge Psychosen, Neurosen, Persönlichkeitsstörungen und anderes sein. Welches Vorgehen auch immer zur Verschlüsselung von Diagnosen für einen bestimmten Zweck gewählt wird, die Regeln hierfür sollten deutlich festgelegt und konsequent durchgehalten werden.

Moderne Datenverarbeitungssysteme können im allgemeinen mehr als eine diagnostische Aussage für jeden Patienten speichern. Deshalb sollten, wenn angebracht, mehrere Diagnosen aufgezeichnet werden. In Abhängigkeit vom Zweck der Diagnosensammlung sollten Regeln für die Vorrangigkeit aufgestellt werden, um die Reihenfolge festzulegen, in der die Diagnosen dokumentiert werden sollen. Hierarchische Regeln, wie im vorgehenden Absatz beschrieben, sind für psychiatrische Diagnosen meist zufriedenstellend. Zusätzlich mag es jedoch notwendig sein, körperliche Störungen, die der psychiatrischen Erkrankung zugrunde liegen oder mit ihr in Verbindung stehen, durch eigene ICD-Nummern zu dokumentieren. Diejenigen Störungen, die häufig in Verbindung mit psychiatrischen Erkrankungen stehen, sind im Anhang III (S. 105) aufgeführt. Eine Aufstellung über schlecht definierte Krankheitszustände und unspezifische Symptome findet sich ebenfalls dort (Kategorien 780 – 799).

Die Beispiele auf Seite 15 illustrieren die Verschlüsselung einiger kombinierter Diagnosen.

Den Benutzern der ICD wird empfohlen, auch die E- und V-Schlüsselnummern aus der Zusatzklassifikation zu benutzen, wann immer sie angebracht sind, um auch die Bedeutung nichtmedizinischer Faktoren deutlich erkennbar zu machen. Die E-Schlüsselnummern sind in der ICD-9 im wesentlichen unverändert geblieben. Die früheren Y-Schlüsselnummern bezogen sich auf Faktoren, die Gesundheitszustand oder Inanspruchnahme von Gesundheitsdiensten beeinflussen, aber in sich selbst keine medizinischen Erkrankungen sind; sie wurden durch eine umfassendere Anzahl neuer V-Schlüsselnummern ersetzt. Ein auszugsweiser Überblick hiervon ist im Anhang III wiedergegeben; man sollte aber im vollständigen Text der ICD-9 nachsehen, wenn es um Detailfragen geht.

Die Kategorien 290 – 294 („Organische Psychosen") sollten wie in der ICD-8 nur dann benutzt werden, wenn eindeutig organische klinische Bilder wie Demenz, Delir oder Verwirrtheitszustand bestehen. Sie sollten nicht benutzt

Diagnose	Schlüsselnummer der ICD-9	in Verbindung mit
Organische Psychose (Demenz) bei progressiver Paralyse	294.1	094.1
Organische Psychose bei Arteriosklerose (arteriosklerotische Demenz)	290.4	437.0
Organische Psychose (Demenz) bei multipler Sklerose	294.1	340
Organische Psychose (Demenz) bei Epilepsie	294.1	345.1
Nichtpsychotische psychische Störungen (z. B. Persönlichkeitsstörungen bei Epilepsie)	310.1	345.1
Psychogenes Ulcus duodeni	316	532
Deutlicher Schwachsinn bei kongenitalen Röteln	318.0	771.0
Schwerer Schwachsinn bei Bleivergiftung	318.1	984
Selbstmordversuch, Barbituratvergiftung im Rahmen einer neurotischen Depression	300.4	E 950.1

werden, um lediglich die organische Ätiologie einer psychotischen Geistesstörung anzugeben, die an einer anderen Stelle im Kapitel V verschlüsselt wird. So sollte z. B. eine Post-partum-Psychose mit dem klinischen Bild einer Schizophrenie und ohne die spezifischen organischen Züge („Störung der Orientierung, des Gedächtnisses, der Auffassung, des Rechnens, des Lernens und der Urteilsbildung") unter Nr. 295 „Schizophrene Psychosen" verschlüsselt und ein getrennter Eintrag für die begleitende körperliche Veränderung (Geburt V 27) vorgenommen werden (s. aber Vorbemerkung zur 5. Auflage S. 1 f.).

Wenn ein Dokumentationssystem erwünscht ist, das einigen Aufschluß über diagnostische Sicherheiten und Unsicherheiten gibt, so kann ein großes Maß an Information durch ein dreifaches System erreicht werden, in dem Hauptdiagnose, Nebendiagnose und Differentialdiagnose dokumentiert werden. In solch einem System ist die Hauptdiagnose für den Zweck der Sammlung statistischer Daten die wesentliche Diagnose. Mehr ist u. U. nicht nötig, insbesondere bei eindeutigen und schweren psychiatrischen Krankheiten. Liegt zusätzlich eine andere psychische Störung neben der Hauptdiagnose vor, dann wird eine Nebendiagnose dokumentiert. Sie steht nicht im Widerspruch mit der Hauptdiagnose, sondern beschreibt zusätzliche Züge des Krankheitsbildes (z. B. Hauptdiagnose: schizoaffektive Psychose, Nebendiagnose: anankastische Persönlichkeit). Ist die Hauptdiagnose sehr unsicher, dann wird eine Differentialdiagnose dokumentiert (z. B. Hauptdiagnose: endogene Manie, Nebendiagnose: keine, Differentialdiagnose: schizoaffektive Psychose). Solche oder ähnliche Methoden können benutzt werden, um jene Diagnosen herauszufinden, die besonders leicht zu Widersprüchen zwischen Psychiatern führen. Weitere Untersuchungen können dann zeigen, ob die Widersprüche das Ergebnis einer schlechten Definition des psychiatrischen Krankheitsbildes sind oder von einer unterschiedlichen Interpretation oder einem unterschiedlichen Gebrauch der Definition herrühren.

Viele andere Systeme sind möglich. Diese Beispiele wurden nur deshalb angeführt, um die Benutzer der ICD und des Glossars daran zu erinnern, wie wichtig es ist, daß sie den Zweck, für den sie ihre Diagnose erstellen, auch verstehen.

Diese Hinweise sollten klären, daß das Ziel des Glossars nicht ist, dem Benutzer irgendwelche theoretischen Konzepte für seine klinische oder Forschungstätigkeit vorzuschreiben; es sollte ihm lediglich eine Hilfe bei der Klassifizierung psychiatrischer Krankheiten sein zum Zweck einheitlicher Verschlüsselung und internationaler Verständigung. Ist dieser grundsätzliche Gesichtspunkt einmal klar geworden, dann werden Ärzte verstehen, wie wichtig die

Benutzung der exakten ICD-Begriffe ist, wenn sie ihre Diagnosen auf Formblättern oder Dokumenten erfassen, die später von Sekretärinnen und Verwaltungspersonal ohne medizinische Ausbildung verwendet werden. Auch eine geringe Abweichung von den ICD-Begriffen kann für denjenigen, der die Verschlüsselung vornimmt, verwirrend sein. Man kann nicht erwarten, daß er weiß, wie er die persönlichen diagnostischen Begriffe oder Diagnosensysteme einzelner Ärzte interpretieren soll.

Eine Übersicht über die Entsprechungen zwischen der 8. (1965) und der 9. (1975) Revision der Internationalen Klassifikation der Krankheiten bezüglich des Kapitels „Psychiatrische Krankheiten" folgt in der Liste 3 (s. S. 96 f.). Dort sind die dreistelligen Kategorien der ICD-8 und der ICD-9 gegenübergestellt. Man kann aus dieser Aufstellung erkennen, daß die ICD-9 nicht vollständig verschieden von der ICD-8 ist; es gibt aber einige Unterschiede, die erklärt werden müssen.

Unterschiede im Kapitel V zwischen ICD-8 und ICD-9

Die Hauptunterschiede betreffen:

1. Depressionen
2. Störungen des Kindes- und Jugendalters
3. Psychogene Reaktionen (akute Belastungsreaktionen und Anpassungsstörungen)
4. Psychosomatische Erkrankungen
5. Organische Psychosen
6. Andere Kategorien

1. Depressionen. Die Unterscheidung zwischen neurotischen und psychotischen Störungen, die bei der Klassifikation depressiver Störungen schon immer Schwierigkeiten bereitet hat, konnte in der ICD-9 nicht aufgegeben werden; jedoch ist die Situation dadurch verbessert worden, daß die Zahl der Kategorien, die sich auf verschiedene

Formen der Depression beziehen, vergrößert wurde. Der Anstieg (von 10 auf 19 Kategorien in der vierstelligen Klassifikation) resultiert aus einer verbesserten Anordnung der affektiven Psychosen, einer neuen Einteilung der „kurzfristigen Störungen" und einer besseren Berücksichtigung der Kategorien für die Störungen des Kindes- und Jugendalters. Da depressive Störungen häufig verschlüsselt werden müssen, sind alle drei- und vierstelligen Schlüsselnummern, die sich auf Depressionen beziehen, als Übersicht zur raschen Orientierung (s. Liste 1) auf S. 93 f. zusammengestellt worden.

Schlüsselnummer 311 „Anderweitig nicht klassifizierbare depressive Zustandsbilder" wurde als Lösung für das häufige Problem eingeführt, sehr allgemein gehaltene diagnostische Beurteilungen anderer verschlüsseln zu müssen. Die einfache Diagnose „Depression" und „depressive Erkrankung" wird immer noch allzu häufig als einziger diagnostischer Hinweis in Krankengeschichten gefunden; solche Diagnosen sollten in dieser Kategorie verschlüsselt werden, um dadurch die Eindeutigkeit anderer Kategorien für jene depressive Erkrankungen, die deutlich als neurotisch oder psychotisch gekennzeichnet sind, zu bewahren. Die Kategorie 311 bietet auch jenen Klinikern eine Lösung an, die glauben, daß es depressive Erkrankungen gibt, die nicht hinreichend im Sinne der ICD-Terminologie als neurotisch oder psychotisch klassifiziert werden können.

2. Störungen des Kindes- und Jugendalters. Das Fehlen spezifischer Kategorien für diese Störungen war ein besonderer Nachteil der ICD-8. Vier dreistellige Hauptkategorien (und ihre 22 vierstelligen Unterkategorien) gibt es nun in der ICD-9 (s. Liste 2, S. 94). Es sind: 299 „Typische Psychosen des Kindesalters" (vor allem frühkindlicher Autismus und desintegrative Psychose); 313 „Spezifische emotionale Störungen des Kindes- und Jugendalters" (unterteilt entsprechend der im Vordergrund stehenden Affektstörung); 314 „Hyperkinetisches Syndrom des Kindesalters" und 315 „Umschriebene Entwicklungsrückstände".

Einige Unterkategorien anderer neuer dreistelliger Hauptkategorien können auch öfter für Kinder Anwendung finden; z. B. einige Formen der Nr. 309 „Psychogene Reaktion (Anpassungsstörungen)" und der Nr. 312 „Anderweitig nicht klassifizierbare Störungen des Sozialverhaltens". Enuresis, Enkopresis und Stammeln sind Unterkategorien der Nr. 307 „Spezielle, nicht anderweitig klassifizierbare Symptome oder Syndrome".

3. Psychogene Reaktionen (akute Belastungsreaktionen und Anpassungsstörungen). Die ICD-8 besaß die Kategorie 307 „Vorübergehende kurzfristige psychische Auffälligkeiten", aber sie war nicht gut definiert und hatte keine Untergliederungen. Psychiater haben immer häufiger mit Personen zu tun, deren Auffälligkeiten nicht den Kriterien einer neurotischen oder psychotischen Krankheit entsprechen, die sich aber in abnormen (wenn auch vorübergehenden) Zuständen emotionaler Gestörtheit befinden. Zwei neue dreistellige Kategorien sind nun eingeführt worden, jede mit einigen Untergruppierungen. Kategorie 308 „Psychogene Reaktion (akute Belastungsreaktion)" bezieht sich auf *rasch* vorübergehende Zustandsbilder, die durch *außerordentliche* körperliche oder psychische Belastungen hervorgerufen wurden. Kategorie 309 „Psychogene Reaktion (Anpassungsstörung)" sollte dann benutzt werden, wenn es sich um eine *länger* dauernde Reaktion auf Belastungen handelt, die in der Regel nicht so außergewöhnlich sind und länger anhalten.

4. Anderweitig klassifizierte Erkrankungen, bei denen psychische Faktoren eine Rolle spielen (psychosomatische Erkrankungen im engeren Sinne). Der Ausdruck „psychosomatisch" wurde für diese Kategorie als unbefriedigend angesehen, obwohl er häufig in diesem Zusammenhang benutzt wird.
Die Kategorie 316 stellt eine neue und einfache Methode zur Verfügung, um einen Zusammenhang zwischen psychologischen Vorgängen, Ereignissen oder Streß und einer

bestimmbaren körperlichen Störung, die woanders ihre Schlüsselnummer hat, zu protokollieren. Für die Benutzung der Nr. 316 wird lediglich verlangt, daß eine solche Verbindung vorliegt, ohne genauere Spezifikation; es wird dann eine zweite Schlüsselnummer benutzt, um die spezifische körperliche Störung zu bezeichnen. So wird z. B. ein Patient mit Asthma, das für psychogen gehalten wird, unter den Nummern 316 und 493.9 verschlüsselt. Es ist jedoch zu beachten, daß Symptome des autonomen Nervensystems, die nicht zu Gewebsschädigung führen, sowie einige andere weniger gut definierte Symptome und Syndrome sich nicht für die Kategorie 316 eignen; sie sollten unter den Nummern 306 und 307 verschlüsselt werden. So vermeidet z. B. beim Asthma diese neue Regelung ein Problem, wie es durch die Kategorie 305 in der ICD-8 geschaffen wurde, in der solche psychosomatischen Störungen entweder im Kapitel V oder in dem Kapitel für Krankheiten der Atmungsorgane verschlüsselt werden konnten.

5. Organische Psychosen. Hier wurde die Klassifikation im wesentlichen dadurch vereinfacht, daß die Kategorien 292, 293 und 294 der ICD-8 weggelassen wurden, in denen eine große Anzahl spezifischer körperlicher Störungen als Ursachen der organischen Psychosen aufgeführt waren. In der ICD-9 sollte eine zusätzliche Schlüsselnummer eines anderen Kapitels benutzt werden, wenn die Ursache für die organische Psychose bekannt ist. Die organische Psychose selbst kann jetzt weiter spezifiziert werden als Demenz verschiedener Typologie (290), als vorübergehende (293) oder als mehr chronische Verlaufsform (294).

6. Andere Kategorien. Die einzige weitere neue dreistellige Kategorie, die noch nicht erwähnt wurde, ist Nr. 305 „Drogen- und Medikamentenmißbrauch ohne Abhängigkeit".
Die Zahl der dreistelligen Kategorien für die Oligophrenien wurde von 6 auf 3 vermindert, ohne dadurch weniger Information zur Ätiologie zu bringen, wenn man dem

Prinzip folgt, zusätzlich Schlüsselnummern aus anderen Teilen der ICD zu benutzen, um die damit in Verbindung stehenden körperlichen Krankheiten zu bezeichnen.

Doppelklassifikation (Kode † und *)

Diese Neuerung der ICD-9 erscheint nicht im Kapitel V; eine kurze Erklärung ist jedoch nötig, weil die Benutzer diese Symbole in anderen Kapiteln der Klassifikation finden werden, vor allem im Kapitel VI („Krankheiten des Nervensystems und der Sinnesorgane"). Einige Diagnosen, die 2 Informationen enthalten, sind mit 2 unterschiedlichen Schlüsselnummern an verschiedenen Stellen der Klassifikation aufgeführt. Die eine bezieht sich auf den zugrundeliegenden Krankheitsprozeß im allgemeinen; entsprechend der üblichen ICD-Praxis wird diese als primäre Position angesehen. Hierfür steht das Symbol †. Die sekundäre Position befindet sich in dem Teil der Klassifikation, die mit dem Organsystem zu tun hat, in dem die Manifestation oder Komplikation abläuft; hierfür steht das Symbol *. Zum Beispiel: Tuberkulöse Meningitis hat die primäre Schlüsselnummer in Kapitel I („Infektiöse und parasitäre Krankheiten"), bezeichnet mit dem Symbol (013.0†), und eine andere im Kapitel VI („Krankheiten des Nervensystems und der Sinnesorgane"), bezeichnet mit einem * (320.4 *). Die primäre oder mit † gekennzeichnete Position dieser Doppelnummern ist immer dann zu protokollieren, wenn zusätzliche Schlüsselnummern benötigt werden, um eine Schlüsselnummer aus dem Kapitel V zu ergänzen.

ICD-9 und andere Klassifikationen und Glossare

Die ICD-9 als Mittel einer internationalen Verständigung braucht nicht die Entwicklung eigener nationaler Klassifikationen und Glossare zu behindern. Es wäre jedoch wünschenswert, daß die Verfasser dieser separaten Systeme immer dafür sorgen, daß ihr System mit der ICD vergleichbar ist und in diese übertragen werden kann.

Die Weltgesundheitsorganisation nimmt dankbar Kommentare und Empfehlungen von Benutzern der ICD-9 an, insbesondere von jenen, die in der Lage sind, die Kategorien in systematischen Untersuchungen zu testen[1]. Kommentare zu allgemeinen und spezifischen Punkten sollen bei der Überarbeitung von Klassifikation und Glossar berücksichtigt werden. Die vorbereitende Arbeit zur Sammlung von Hinweisen und Informationen für die 10. Revision der ICD hat bereits begonnen. Möge diese Form das Ergebnis ausführlicher internationaler Diskussionen und Zusammenarbeit sein.

Psychiatrische Krankheiten (Kap. V der ICD-9)

Dieser Abschnitt der ICD, der die Klassifikation psychiatrischer Krankheiten umfaßt, unterscheidet sich von den anderen Abschnitten der ICD darin, daß er ein Glossar enthält, das den Inhalt der Rubriken beschreibt und nach Beratung mit Experten aus vielen verschiedenen Ländern zusammengestellt wurde. Dieser Unterschied erscheint gerechtfertigt wegen der besonderen Probleme, die für die Psychiater darin bestehen, daß ihnen unabhängige Labor-Informationen kaum zur Verfügung stehen, mit denen sie ihre Diagnosen abstützen können. Die Diagnose von vielen der wichtigsten psychischen Störungen beruht noch immer großenteils auf der Beschreibung abnormen Erlebens und Verhaltens. Ohne eine gewisse Hilfe in Form eines Glossars, das als Bezugsrahmen dienen kann, wird die

---

[1] Kommentare und Hinweise zum Kapitel „Psychiatrische Krankheiten" sollten gesandt werden an: Division of Mental Health, World Health Organisation, 1211 Geneva 27, Switzerland

psychiatrische Verständigung leicht unbefriedigend, sowohl auf der klinischen wie auf der statistischen Ebene. Viele wohlbekannte Fachausdrücke haben eine unterschiedliche Bedeutung im derzeitigen Gebrauch; es ist für den Benutzer wichtig, die Beschreibung des Glossars und nicht nur die Titel der Kategorien zu verwenden, wenn er nach der besten Zuordnung der Erkrankung sucht, die er verschlüsseln will. Dies ist insbesondere bedeutsam, wenn ein eigenes nationales Glossar existiert. Die Anweisung „Eine zusätzliche Schlüsselnummer sollte benutzt werden, um ..." ist wichtig, weil viele psychiatrische Störungen zwei oder mehr Schlüsselnummern benötigen, um die Störung und die damit in Verbindung stehenden oder ursächlichen Faktoren zu beschreiben. Diese Anweisung sollte, wenn immer möglich, benutzt werden.

Psychosen (290 – 299)

Psychiatrische Erkrankungen, in denen die Beeinträchtigung der psychischen Funktionen ein so großes Ausmaß erreicht hat, daß dadurch Einsicht und Fähigkeit, einigen der üblichen Lebensanforderungen zu entsprechen, oder der Realitätsbezug erheblich gestört sind. Es handelt sich um keinen exakten oder genau definierten Begriff. Die Oligophrenien gehören nicht dazu.

Organische Psychosen (290 – 294)

Syndrome mit Störungen der Orientierung, des Gedächtnisses, der Auffassung, des Rechnens, der Lern- und Urteilsfähigkeit. Dies sind die Hauptmerkmale, aber auch Affektverflachung oder -labilität können vorhanden sein oder eine anhaltende Stimmungsänderung, Abnahme des Gefühls für ethische Normen und Zuspitzung oder Neuauftreten von Persönlichkeitszügen sowie eine herabgesetzte Fähigkeit, selbständig Entscheidungen treffen zu können.

Psychosen mit einer unter 295 – 298 klassifizierbaren Typologie und ohne die oben erwähnten Symptome gehören nicht hierher, auch wenn sie mit organischen Störungen in Zusammenhang stehen. Der Begriff *Demenz* umfaßt in diesem Glossar organische Psychosen, wie sie oben definiert wurden, die chronisch oder fortschreitend und, wenn unbehandelt, im allgemeinen irreversibel sind und einen Endzustand darstellen. Der Begriff *Delir* umfaßt in diesem Glossar organische Psychosen mit einer kurzen Verlaufsdauer, bei denen die oben geschilderten Symptome überlagert werden von Bewußtseinstrübung, Verwirrtheit, Desorientiertheit, Wahn, Illusionen und oft lebhaften Halluzinationen.

Z Der Psychose-Begriff im internationalen Glossar ist weiter als der deutschsprachige und umfaßt nicht nur produktive Syndrome. Auch der Demenz-Begriff ist weiter als der deutschsprachige und umfaßt neben schweren auch mittelschwere organische Psychosyndrome. Organisch bedingte Persönlichkeitsstörungen ohne wesentliche intellektuelle und mnestische Störungen gehören zur Gruppe 310.

Dazugehörige Begriffe:
  Organisches Psychosyndrom
Z Hirnorganisches Psychosyndrom
  Akuter exogener Reaktionstyp
  Körperlich begründbare Psychose
  Symptomatische Psychose

Ausschl.: Nichtpsychotische Syndrome organischer
  Verursachung   310.–
  Unter 295 – 298 klassifizierbare Psychosen ohne die oben erwähnten Symptome, die aber mit einer Körperkrankheit, einer Hirnverletzung oder einer Hirnerkrankung in Verbindung stehen (z. B. im Anschluß an eine Geburt); sie sollten unter 295 – 298 verschlüsselt werden, zusammen mit einer zusätzlichen Schlüsselnummer (Diagnosennummer) für die körper-

liche Störung, die hiermit in Zusammenhang steht.

Z | Das Problem der Zuordnung endogen aussehender organi-
scher Psychosen ist strittig. Im Gegensatz zu der von der
ICD empfohlenen Regelung sollen sie, entsprechend der
deutschen Tradition, bei eindeutig organischer Ätiologie in
dieser Gruppe untergebracht werden.

290 Senile und präsenile organische Psychosen

Ausschl.: Unter 295 – 298.8 klassifizierbare
Psychosen, die im Senium ohne Demenz
oder Delir auftreten   295 – 298
Vorübergehende organische Psychosen
(akute exogene Reaktionstypen)   293.–
Demenz, die nicht als senil, präsenil
oder arteriosklerotisch eingeordnet
werden kann   294.1

290.0 Einfache senile Demenz

Demenz, die meist nach dem 65. Lebensjahr auftritt, bei
der jede andere Hirnkrankheit außer der senilatrophischen
Veränderung einigermaßen sicher ausgeschlossen werden
kann.

Ausschl.: Leichte Gedächtnisstörungen, die nicht
das Ausmaß einer Demenz erreichen, aber
mit seniler Hirnerkrankung in Verbindung
stehen   310.1
Senile Demenz mit depressivem oder
paranoidem Erscheinungsbild   290.2
Senile Demenz mit Verwirrtheit und/oder
Delir   290.3

290.1 Präsenile Demenz

Demenz, die meist vor dem 65. Lebensjahr bei Patienten
auftritt mit den relativ seltenen Formen einer diffusen oder
umschriebenen Atrophie des Gehirns. Eine zusätzliche
Schlüsselnummer sollte verwendet werden, um die hiermit

in Verbindung stehende neurologische Störung zu bezeichnen.

Dazugehörige Begriffe:
        Organisches Psychosyndrom bei präseniler Hirnerkrankung
        Umschriebene Hirnatrophie

        Demenz bei:
          Morbus Alzheimer
          Morbus Pick

Ausschl.: Arteriosklerotische Demenz   290.4
         Demenz in Verbindung mit anderen
         Hirnerkrankungen   294.1

290.2 Senile Demenz mit depressivem oder paranoidem Erscheinungsbild

Ein Erscheinungsbild der senilen Demenz, das durch die Entwicklung im höheren Lebensalter und seinen progressiven Verlauf gekennzeichnet ist; hierbei sind eine Vielzahl von Wahnideen und Halluzinationen vorhanden, die sich auf Verfolgung, depressive Inhalte und das körperliche Wohlbefinden beziehen. Störung des Schlaf-Wachrhythmus und Beschäftigung mit Verstorbenen stehen oft im Vordergrund.

Dazugehörige Begriffe:
        Nicht näher bezeichnete senile Psychose
Z| Präseniler und seniler Beeinträchtigungswahn

Ausschl.: Nicht näher bezeichnete senile Demenz 290.0
         Senile Demenz mit Verwirrtheit und/oder
         Delir   290.3

290.3 Senile Demenz mit akutem Verwirrtheitszustand

Senile Demenz, überlagert von einer reversiblen Episode eines akuten Verwirrtheitszustandes

Ausschl.: Nicht näher bezeichnete senile Demenz 290.0
         Nicht näher bezeichnete senile Psychose 290.2

290.4 Arteriosklerotische Demenz

Demenz, die aufgrund der körperlichen Befunde bei der Untersuchung des Zentralnervensystems einer degenerativen Erkrankung der Hirnarterien zugeschrieben werden kann. Häufig kommen Symptome vor, die auf eine fokale Hirnschädigung hinweisen. Die psychischen Ausfälle können in ihrer Intensität wechseln, und sie können ungleichmäßig ausgeprägt sein; Krankheitseinsicht für die Ausfälle kann vorliegen; ein intermittierender Verlauf ist häufig. Die klinische Unterscheidung von evtl. auch gleichzeitig bestehender seniler oder präseniler Demenz kann sehr schwierig oder unmöglich sein. Eine zusätzliche Schlüsselnummer sollte benutzt werden, um die zerebrale Gefäßsklerose zu bezeichnen (437.0).

Ausschl.: Verdachtsfälle ohne eindeutigen Hinweis auf Arteriosklerose   290.9

290.8 Andere senile und präsenile organische Psychosen

290.9 Nicht näher bezeichnete senile und präsenile organische Psychosen

291 Alkoholpsychosen

Organische Psychosen, die hauptsächlich mit exzessivem Alkoholkonsum in Zusammenhang stehen. Man nimmt an, daß Mangelernährung eine bedeutende Rolle spielt. Bei einigen dieser Zustandsbilder kann Alkoholentzug von ursächlicher Bedeutung sein.

Ausschl.: Alkoholismus ohne Psychose   303

291.0 Delirium tremens

Akute oder subakute organische Psychosen bei Alkoholikern, die charakterisiert sind durch Bewußtseinstrübung, Desorientiertheit, Angst, Illusionen, Wahn, Halluzinationen jeder Art, vorwiegend optisch und haptisch, Unruhe, Tremor und manchmal Fieber.

Dazugehöriger Begriff:
Alkoholdelir

Z | Ausschl.: Prädelirante Syndrome 291.8
Entzugssyndrome 291.8

291.1 Alkoholisches Korsakow-Syndrom (Korsakow-Psychose)

Syndrom bei Alkoholikern mit deutlicher und anhaltender Gedächtnisschwäche, erheblicher Einbuße des Kurzzeitgedächtnisses, zeitlicher Desorientiertheit und Konfabulationen. Es tritt als Folge einer akuten Alkoholpsychose (z. B. eines Delirium tremens) oder seltener im Verlauf eines chronischen Alkoholismus auf. Gewöhnlich findet man eine Polyneuropathie, und es kann eine Wernickesche Enzephalopathie vorliegen.

Dazugehörige Begriffe:
Alkoholische Psychose mit Polyneuritis

Ausschl.: Nicht näher bezeichnete Korsakow-
Psychose 294.0
Nichtalkoholisches Korsakow-Syndrom 294.0

291.2 Andere Alkoholdemenz

Demenz ohne Halluzinationen, die in Verbindung mit Alkoholismus auftritt, aber nicht durch die Symptome des Delirium tremens oder der Korsakow-Psychose charakterisiert ist.

Dazugehöriger Begriff:
Nicht näher bezeichnete Alkoholdemenz
Alkoholbedingtes chronisches organisches Psychosyndrom

291.3 Alkohol-Halluzinose

Eine Psychose, die meistens weniger als 6 Monate dauert, mit leichter oder fehlender Bewußtseinstrübung und starker ängstlicher Unruhe, bei der akustische Halluzinationen im Vordergrund stehen. Meistens sind es Stimmen, die Beschimpfungen und Drohungen ausstoßen.

Ausschl.: Schizophrenie 295.– und paranoide Syndrome 297.–, die in Form einer chronischen Halluzinose mit klarer Bewußtseinslage bei Alkoholikern auftreten   295.–, 297.–

291.4 Pathologischer Rausch

Akute psychotische Episoden, hervorgerufen durch relativ geringe Alkoholmengen. Man betrachtet sie als individuelle (idiosynkratische) Reaktionen auf Alkohol, die nicht auf exzessiven Alkoholkonsum zurückzuführen sind und keine auffälligen neurologischen Zeichen einer Intoxikation bieten.

Ausschl.: Alkoholrausch   303 oder 305.0

291.5 Alkoholischer Eifersuchtswahn

Chronische paranoide Psychose, die durch wahnhafte Eifersucht charakterisiert ist und mit Alkoholismus in Verbindung steht.

Dazugehöriger Begriff:
    Alkoholparanoia

Ausschl.: Nicht alkoholbedingte paranoide
    Syndrome   297.–
    Paranoide Schizophrenie   295.3

291.8 Andere Alkoholpsychosen

Alkoholentzugssyndrom, „Prädelir". (Anmerkung der Übersetzer: der englische Ausdruck „alcohol withdrawal syndrome" ist weiter gefaßt als die deutsche Bezeichnung „Alkoholentzugssyndrom".)

Ausschl.: Delirium tremens   291.0

291.9 Nicht näher bezeichnete Alkoholpsychosen

Dazugehörige Begriffe:
    Nicht näher bezeichnete Alkoholpsychose
    (Chronischer) Alkoholismus mit Psychose

292 Drogenpsychosen

Syndrome, auf die die Beschreibungen für die Nummern 295 – 298 (nichtorganische Psychosen) nicht passen und die durch den Gebrauch von Drogen (besonders Amphetamine, Barbiturate, Opiate und LSD) und Lösungsmitteln verursacht werden. Einige der Syndrome in dieser Gruppe sind nicht so schwerwiegend wie die meisten Störungen, die als psychotisch bezeichnet werden, aber sie sind hier aus praktischen Gründen aufgeführt. Zusätzlich sollte der E-Schlüssel benutzt werden, um die Droge und, falls vorhanden, die Medikamentenabhängigkeit (304.–) zu bezeichnen.

292.0 Drogenentzugssyndrom

Zustandsbilder bei Drogenentzug. Hierher gehören sowohl schwere Störungen, wie sie z. B. für Alkohol unter 291.0 (Delirium tremens) beschrieben wurden, als auch leichtere Formen, die durch ein oder mehrere der folgenden Symptome charakterisiert werden: Krämpfe, Tremor, Angst, Unruhe, gastrointestinale und Muskelbeschwerden sowie leichte Desorientiertheit und Gedächtnisstörung.

292.1 Drogeninduzierte paranoide und/oder halluzinatorische Zustandsbilder

Zustandsbilder, die länger als einige Tage, aber im allgemeinen nicht länger als einige Monate dauern. Sie stehen im Zusammenhang mit reichlicher oder länger dauernder Drogeneinnahme vor allem aus der Gruppe der Amphetamine oder von LSD. Gehörshalluzinationen stehen gewöhnlich im Vordergrund. Zusätzlich können Angst und Unruhe vorhanden sein.

Ausschl.: Die beschriebenen Störungen, wenn sie
mit Verwirrtheit oder Delir einhergehen   293.–
Zustandsbilder nach Einnahme von LSD
oder anderen Halluzinogenen, die nur
einige Tage oder kürzer dauern
(„bad trips")   305.3

292.2 Pathologischer Drogenrausch

Individuelle (idiosynkratische) Reaktionen auf relativ kleine Mengen einer Droge, die eine akute kurzdauernde Psychose beliebiger Typologie hervorrufen.

Ausschl.: Physiologische Nebenwirkungen von Drogen
(z. B. Tonusveränderungen der Muskulatur)
Kurzdauernde psychotische Reaktionen
auf Halluzinogene, mit denen im Rahmen
der Drogeneinnahme gerechnet wird
(„bad trips") 305.3

292.8 Andere Drogenpsychosen

292.9 Nicht näher bezeichnete Drogenpsychosen

293 Vorübergehende organische Psychosen (akute exogene Reaktionstypen)

Zustandsbilder, die charakterisiert sind durch Bewußtseinstrübung, Verwirrtheit, Desorientiertheit, Illusionen und oft lebhafte Halluzinationen. Sie sind meist verursacht durch intra- oder extrazerebrale, toxische, infektiöse oder metabolische Störungen oder eine andere Systemerkrankung. Gewöhnlich sind sie reversibel. Depressive und paranoide Symptome können auch vorhanden sein, prägen aber nicht das Bild. Eine zusätzliche Schlüsselnummer sollte benutzt werden, um die körperliche oder neurologische Störung zu bezeichnen, mit der die Psychose im Zusammenhang steht.

Ausschl.: Verwirrtheitszustand oder Delir bei
seniler Demenz 290.3
Demenz bei:
Alkoholismus 291.–
Arteriosklerose 290.4
Seniler Hirnerkrankung 290.0

293.0 Akuter „Verwirrtheitszustand"

Kurzdauernde Zustandsbilder oben beschriebener Typologie, die Stunden oder Tage dauern.

Dazugehörige Begriffe:
        Akute organische Psychose
        Akutes Delir
        Akutes psychoorganisches Syndrom
        Akute posttraumatische organische Psychose
        Akute Psychose bei Infektion
        Akute Psychose in Zusammenhang mit
          endokrinen, zerebrovaskulären oder
          Stoffwechselstörungen
        Epileptischer Verwirrtheitszustand
        Epileptischer Dämmerzustand

Z | Ausschl.: Verwirrtheitszustände nicht organischer Ätiologie, z. B. bei schizophrenen oder affektiven Psychosen, bei psychogenen Ausnahmezuständen usw.

293.1 Subakuter „Verwirrtheitszustand"

Zustandsbilder oben beschriebener Typologie, bei welchen die Symptome gewöhnlich weniger ausgeprägt sind und einige Wochen oder länger bestehen bleiben; während dieser Zeit können sie in ihrer Intensität deutlich wechseln.

Dazugehörige Begriffe:
        Subakute organische Psychose
        Subakutes Delir
        Subakutes psychoorganisches Syndrom
        Subakute posttraumatische organische Psychose
        Subakute Psychose bei Infektion
        Subakute Psychose im Zusammenhang mit
          endokrinen oder Stoffwechselstörungen

Z | Ausschl.: Verwirrtheitszustände nicht organischer Ätiologie, z. B. bei schizophrenen oder affektiven Psychosen, bei psychogenen Ausnahmezuständen usw.

293.8 Andere vorübergehende organische Psychosen

293.9 Nicht näher bezeichnete vorübergehende organische Psychosen

294.0 **(Nichtalkoholische) Korsakow-Psychose oder Korsakow-Syndrom**

Unter 291.1 beschriebene Syndrome, die nicht durch Alkohol verursacht werden.

294.1 **Demenz bei an anderer Stelle klassifizierten Krankheitsbildern**

Demenz, die nicht als senil, präsenil oder arteriosklerotisch (290.–) klassifizierbar ist, sondern mit anderen zugrunde liegenden Störungen im Zusammenhang steht.

> Demenz bei:
>> Zerebralen Lipoidosen
>> Epilepsie
>> Progressiver Paralyse
>> Hepatolentikulärer Degeneration
>> Chorea Huntington
>> Multipler Sklerose
>> Polyarteriitis nodosa

Eine zusätzliche Schlüsselnummer sollte benutzt werden, um die zugrundeliegende körperliche Störung zu bezeichnen.

294.8 **Andere (chronische) organische Psychosen**

Zustandsbilder, die die Kriterien einer organischen Psychose erfüllen, aber nicht in der Form eines Verwirrtheitszustandes (293.–), einer nichtalkoholischen Korsakow-Psychose (294.0) oder einer Demenz (294.1) auftreten.

> Organische Psychosen mit gemischter paranoider und affektiver Symptomatologie
> Epileptische Psychose ohne nähere Angaben (auch unter 345.– zu verschlüsseln)

Ausschl.: Leichte Gedächtnisstörungen, die nicht das Ausmaß einer Demenz erreichen   310.1

294.9 Nicht näher bezeichnete (chronische) organische Psychosen

Andere Psychosen (295 – 299)

295 Schizophrene Psychosen

Eine Gruppe von Psychosen mit einer tiefgehenden Persönlichkeitsstörung, charakteristischen Denkstörungen, oft einem Gefühl, von fremden Kräften kontrolliert zu werden, Wahnideen, die bizarr sein können, gestörter Wahrnehmung, abnormem Affekt, der mit der tatsächlichen Situation nicht übereinstimmt, und Autismus. Trotzdem bleiben im allgemeinen klares Bewußtsein und intellektuelle Fähigkeiten erhalten. Die Persönlichkeitsstörung bezieht sich auf die grundlegenden Funktionen, die einer normalen Person das Gefühl von Individualität, Einmaligkeit und Unabhängigkeit geben. Die Patienten haben das Empfinden, ihre intimsten Gedanken, Gefühle und Handlungen sind anderen bekannt oder werden von anderen geteilt. Zur Erklärung können sie Wahnideen entwickeln, daß natürliche oder übernatürliche Mächte am Werk sind, um ihre Gedanken und Handlungen in einer oft bizarren Weise zu beeinflussen. Der Schizophrene kann sich selbst als den Angelpunkt aller Geschehnisse sehen. Halluzinationen, besonders Stimmen, sind häufig; sie können den Patienten kommentieren oder ihn direkt anreden. Die Sinneswahrnehmung ist häufig auch in anderer Art gestört. Eine gewisse Ratlosigkeit kann vorhanden sein, nebensächliche Gesichtspunkte können übermächtige Bedeutung erlangen und können zusammen mit Gefühlen des Ausgeliefertseins den Patienten zu dem Glauben führen, alltägliche Dinge und Situationen besäßen eine speziell auf ihn gerichtete, meist unheimliche Bedeutung. Bei der charakteristischen schizophrenen Denkstörung gelangen periphere und nebensächliche Züge eines Gesamtkonzepts in den Vordergrund, die im normalen Denken gehemmt sind; sie werden anstelle der Elemente benutzt, die für die

Situation zutreffend und angebracht sind. So wird das Denken vage, schief und obskur und der sprachliche Ausdruck oft unverständlich. Unterbrechungen und Ablenkungen im fortlaufenden Gedankengang sind häufig; der Patient kann überzeugt sein, daß seine Gedanken von irgendwelchen.außenstehenden Kräften entzogen werden. Der Affekt kann flach, launisch und unangepaßt sein. Ambivalenz und Willensstörungen können als Untätigkeit, Negativismus oder Stupor erscheinen. Katatone Symptome können vorhanden sein. Die Diagnose Schizophrenie sollte nur gestellt werden, wenn charakteristische Störungen des Denkens, der Wahrnehmung, der Stimmung, des Verhaltens oder der Persönlichkeit vorhanden sind oder während des Krankheitsverlaufes vorhanden waren; wenigstens in zwei der genannten Gebiete sollten Störungen vorliegen. Die Diagnose sollte nicht auf Fälle beschränkt werden, die einen protrahierten, zum Abbau führenden oder chronischen Verlauf nehmen.

Zusätzlich zur Diagnosestellung aufgrund der oben angegebenen Kriterien sollte man sich möglichst bemühen, eine der folgenden Untergruppen anhand der Symptome zu benennen, die im Vordergrund stehen.

Dazugehörige Begriffe:
    Schizophrenien der unter 295.0 – 295.9
    beschriebenen Typologie im Kindesalter

Ausschl.:	Kindliche Schizophrenien	299.9
	Frühkindlicher Autismus	299.0

295.0 Schizophrenia simplex

Eine Psychose, bei der sich Absonderlichkeiten im Verhalten, Unfähigkeiten, den Anforderungen der Gesellschaft zu entsprechen, und Leistungsabfall auf allen Gebieten schleichend entwickeln. Wahnideen und Halluzinationen sind nicht deutlich, und die Störung ist weniger offensichtlich psychotisch als beim hebephrenen, katatonen oder paranoiden Untertyp der Schizophrenie. Mit zunehmender sozialer Isolierung kann sich Landstreicherei entwickeln;

der Patient zieht sich auf sich selbst zurück, wird untätig und ziellos. Da die schizophrenen Symptome nicht eindeutig sind, sollte die Diagnose dieser Unterform, wenn überhaupt, selten gestellt werden.

Ausschl.: Latente Schizophrenie   295.5

295.1 Hebephrene Form

Eine Form der Schizophrenie, bei welcher Affektveränderungen im Vordergrund stehen, Wahnideen und Halluzinationen flüchtig und fragmentarisch sind, unverantwortliches und nicht vorhersehbares Verhalten auftritt und Manierismen häufig sind. Der Affekt ist abgeflacht und inadäquat, häufig verbunden mit Kichern oder selbstgenügsamem, auf sich selbst bezogenem Lächeln oder mit stolzem Gehabe, mit Grimassen, Manierismen, Possen, hypochondrischen Klagen und häufig wiederholten Redensarten. Das Denken ist zerfahren. Der Patient hat die Tendenz sich abzusondern, und das Verhalten erscheint ziel- und gefühllos. Diese Schizophrenieform beginnt meistens zwischen dem 15. und 25. Lebensjahr.

Dazugehöriger Begriff:
        Hebephrenie

295.2 Katatone Form

Als wesentlicher Zug dieser Form besteht eine ausgeprägte Störung der Psychomotorik, die oft zwischen zwei Extremen wie Erregung und Stupor oder automatischem Befolgen von Befehlen und Negativismus schwankt. Erzwungene Haltungen können für längere Zeit beibehalten werden: bringt man die Glieder des Patienten in eine unnatürliche Stellung, dann werden sie für einige Zeit so weitergehalten, auch wenn die äußere Unterstützung wegfällt. Schwere Erregung kann ein eindrucksvolles Merkmal dieses Zustandsbildes sein. Depressive und hypomanische Begleitsymptome können vorhanden sein.

Dazugehörige Begriffe:
        Katatoner Erregungszustand
        Katatoner Spannungszustand

Katatoner Stupor
Katalepsie
Katatonie   } bei Schizophrenie
Flexibilitas cerea

295.3 Paranoide Form

Die Form der Schizophrenie, in der relativ dauerhafte Wahnideen, die von Halluzinationen begleitet sein können, das klinische Bild beherrschen. Es handelt sich häufig um Verfolgungswahn, aber auch andere Wahnformen kommen vor (z. B. Eifersuchtswahn, Abstammungswahn, Sendungswahn oder Wahn körperlicher Veränderung). Halluzinationen und unberechenbares Verhalten können vorkommen; in einigen Fällen ist das Verhalten von Anfang an schwer gestört, die Denkstörung kann grob auffällig sein, und Affektverflachung mit abortiven Wahnideen und Halluzinationen kann sich entwickeln.

Dazugehörige Begriffe:
Z | Paraphrene Schizophrenie
Paranoid-halluzinatorische Schizophrenie

Ausschl.: Paraphrenie, paranoide Psychose
im Involutionsalter   297.2
Paranoia   297.1

295.4 Akute schizophrene Episode

Anders als bei den bisher beschriebenen schizophrenen Störungen tritt ein traumartiger Zustand mit leichter Bewußtseinstrübung und Ratlosigkeit auf. Gegenstände, Leute und Ereignisse bekommen eine persönliche Bedeutung für den Patienten. Beziehungsideen und emotionale Unruhe können vorhanden sein. In den meisten Fällen tritt Rückbildung innerhalb weniger Wochen oder Monate auf, selbst ohne Behandlung.

Dazugehörige Begriffe:
Oneirophrenie
Schizophreniforme Episode
Schizophreniforme Psychose (Verwirrtheitszustand bei ...)

295.5 Latente Schizophrenie

Es war nicht möglich, eine allgemein akzeptable Beschreibung dieser Störung zu finden. Diese Untergruppe wird nicht zur allgemeinen Benutzung empfohlen, sondern es wird nur eine Beschreibung für diejenigen angeboten, die sie für sinnvoll halten: Es handelt sich um eine Störung mit exzentrischen oder inkonsequenten Verhaltensweisen und Affektstörungen, die den Eindruck einer Schizophrenie vermitteln, obwohl sich weder in der Vergangenheit noch in der Gegenwart eindeutige und charakteristische schizophrene Symptome gezeigt haben.

Die dazugehörigen Begriffe zeigen, daß hier der beste Platz ist, einige andere schlecht definierte Untergruppen der Schizophrenie zu klassifizieren.

Dazugehörige Begriffe:

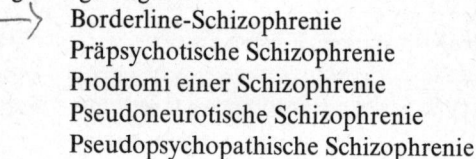

Borderline-Schizophrenie
Präpsychotische Schizophrenie
Prodromi einer Schizophrenie
Pseudoneurotische Schizophrenie
Pseudopsychopathische Schizophrenie

Ausschl.: Schizoide Persönlichkeit   301.2

295.6 Schizophrene Rest- und Defektzustände

Eine chronische Form der Schizophrenie, in der die Symptome, die von der akuten Phase weiterbestehen, meistens ihre Schärfe verloren haben. Das Gefühlsleben ist abgestumpft, die Denkstörungen, auch wenn sie grob auffällig sind, verhindern nicht, daß Routinetätigkeit ausgeübt werden kann.

Chronische undifferenzierte Schizophrenie
Schizophrener Restzustand
Schizophrener Defekt

295.7 Schizoaffektive Psychose
Eine Psychose, in der auffällige manische oder depressive
Symptome vermischt sind mit schizophrenen Symptomen.
Gewöhnlich tritt eine Rückbildung ohne Dauerdefekt ein,
aber die Rückfallgefahr ist groß. Die Diagnose sollte nur
dann gestellt werden, wenn affektive und schizophrene
Symptome ausgeprägt sind.

Dazugehörige Begriffe:
Zykloide Psychose
Mischpsychose
Schizophreniforme Psychose, affektiver Typ

295.8 Andere Schizophrenieformen
Umschriebene Schizophrenieformen, die nicht unter
295.0 – 295.7 klassifiziert werden können.

Dazugehörige Begriffe:
Akute undifferenzierte Schizophrenie
Atypische Schizophrenie
coenästhetische Schizophrenie

Ausschl.:   Frühkindlicher Autismus   299.0

295.9 Nicht näher bezeichnete Schizophrenieformen
Sollte nur als letzte Möglichkeit benutzt werden.

Dazugehörige Begriffe:
Nicht näher bezeichnete Schizophrenie
Nicht näher bezeichnete schizophreniforme
Psychose

296   Affektive Psychosen
Häufig sich wiederholende psychische Störungen, bei denen eine ausgeprägte Affektstörung vorliegt (meistens als
Depression und Angst, aber auch als gehobene Stimmung
und Erregung). Eines oder mehrere der folgenden Sympto-

me sind zusätzlich vorhanden: Wahnideen, Ratlosigkeit, gestörte Selbsteinschätzung, Wahrnehmungs- und Verhaltensstörungen; sie alle stehen in Zusammenhang mit der vorherrschenden Stimmung des Patienten (so auch Halluzinationen, wenn sie auftreten).

Es kann eine starke Suizidtendenz bestehen. Aus praktischen Gründen sollen hierzu auch leichte Stimmungsschwankungen gerechnet werden, wenn sie der gegebenen Beschreibung weitgehend entsprechen; dies bezieht sich besonders auf leichte hypomanische Zustände.

Ausschl.:	Reaktive depressive Psychose	298.0
	Reaktiver Erregungszustand	298.1
	Neurotische Depression	300.4

296.0 Endogene Manie, bisher nur monopolar

Psychische Störungen mit gehobener Stimmung oder Erregung, die mit den augenblicklichen Verhältnissen des Patienten nicht im Einklang stehen. Sie variieren von gesteigerter Lebhaftigkeit (Hypomanie) zu heftiger und fast unkontrollierbarer Erregung. Aggression und Gereiztheit, Ideenflucht, Ablenkbarkeit, beeinträchtigte Urteilsfähigkeit und Größenideen sind häufig.

Dazugehörige Begriffe:
>Nicht näher bezeichnete Hypomanie
>Hypomanische Psychose
>Nicht näher bezeichnete (monopolare) Manie
>Manische Psychose
>Affektive Psychose:
>>Hypomanisch
>>Manisch

| Ausschl.: | Zirkuläre Verlaufsform mit einer vorausgegangenen depressiven Phase | 296.2 |

296.1 Endogene Depression, bisher nur monopolar

Eine affektive Psychose mit einer allgemeinen depressiven Verstimmung mit Angst, in der die Patienten sich trübsinnig und erbärmlich fühlen. Häufig ist die Aktivität herabgesetzt, aber Unruhe und Agitiertheit können vorhanden sein. Die Rückfalltendenz ist hoch; bei manchen Fällen sogar in regelmäßigen Abständen.

Dazugehörige Begriffe:
> Depressive Psychose
> Endogene Depression
> Involutionsdepression
> Affektive Psychose, depressive Phase
> Monopolare Depression
> Psychotische Depression

Ausschl.: Zirkuläre Verlaufsform mit vorausgegangener manischer Phase   296.3
> Nicht näher bezeichnete Depression   311

296.2 Manie im Rahmen einer zirkulären Verlaufsform einer manisch-depressiven Psychose

Eine affektive Psychose mit depressiven und manischen Phasen, die entweder alternierend oder durch ein symptomfreies Intervall getrennt auftreten können. Gegenwärtig besteht ein manische Phase. (Manische Phasen sind wesentlich seltener als depressive.)

Dazugehöriger Begriff:
> Manische Phase im Rahmen einer bipolaren Psychose

Ausschl.: Kurze Nachschwankungen (kompensatorisch oder als Rebound-Effekt)   296.8

296.3 Depression im Rahmen einer zirkulären Verlaufsform einer manisch-depressiven Psychose

Zirkuläre Verlaufsform (s. 296.2), bei der z. Zt. eine depressive Phase besteht.

Dazugehöriger Begriff:
> Depressive Phase im Rahmen einer bipolaren Psychose

Ausschl.: Kurze Nachschwankungen (kompensatorisch oder als Rebound-Effekt)   296.8

296.4 Mischzustand im Rahmen einer zirkulären Verlaufsform einer manisch-depressiven Psychose
Eine affektive Psychose, bei der manische und depressive Symptome gleichzeitig vorhanden sind.

296.5 Zirkuläre Verlaufsform einer manisch-depressiven Psychose ohne Angaben über das vorliegende Zustandsbild
Zirkuläre Verlaufsform (s. 296.2), bei der das vorliegende Zustandsbild weder als manisch noch als depressiv bezeichnet ist.

296.6 Andere und nicht näher bezeichnete manisch-depressive Psychosen
Diese Schlüsselnummer sollte nur benutzt werden, wenn keine andere Information vorhanden ist, außer daß eine manisch-depressive Psychose vorliegt. Sie kann auch für Syndrome benutzt werden, deren Beschreibung der depressiven (296.1) oder manischen (296.0) Typologie entspricht, die aber aus anderen Gründen nicht unter den Nummern 296.0 – 296.5 verschlüsselt werden konnten.

Dazugehörige Begriffe:
> Nicht näher bezeichnete manisch-depressive Psychose
> Mischzustand bei manisch-depressiver Psychose
> Nicht näher bezeichnetes manisch-depressives Syndrom

296.8 Andere affektive Psychosen

Ausschl.: Psychogene Psychosen mit affektiver
Symptomatik   298.–

296.9 Nicht näher bezeichnete affektive Psychosen

Dazugehöriger Begriff:
> Nicht näher bezeichnete Melancholie

297 Paranoide Syndrome

Ausschl.: Akute paranoide Reaktion   298.3

Alkoholischer Eifersuchtswahn   291.5
Paranoide Schizophrenie   295.3

297.0 Einfache paranoide Psychose
Eine akute oder chronische Psychose, die nicht als Schizophrenie oder affektive Psychose klassifizierbar ist. Wahnideen, vor allem beeinflußt, verfolgt oder in besonderer (negativer) Weise behandelt zu werden, sind die Hauptsymptome. Die Wahnideen sind ziemlich fixiert, ausgearbeitet und systematisiert.

297.1 Paranoia
Eine seltene chronische Psychose, bei der sich ein logisch konstruierter systematisierter Wahn langsam entwickelt hat, ohne Halluzinationen oder schizophrene Denkstörungen. Meistens handelt es sich um Größenwahn (paranoischer Prophet oder Erfinder), Verfolgungswahn oder um hypochondrischen Wahn.

Ausschl.: Paranoide Persönlichkeit   301.0

297.2 Paraphrenie
Paranoide Psychose mit auffälligen Halluzinationen, die oft in verschiedenen Sinnesgebieten auftreten. Wenn affektive Symptome und Denkstörungen vorhanden sind, dominieren sie nicht das klinische Erscheinungsbild, und die Persönlichkeit ist gut erhalten.

Dazugehörige Begriffe:
        Paranoide Psychose im Involutionsalter
        Spätparaphrenie

297.3 Induzierte Psychose
Eine vorwiegend wahnhafte Psychose, meist chronisch und oft ohne floride Symptomatik. Sie scheint sich aus einer engen oder sogar abhängigen Beziehung mit einer anderen Person entwickelt zu haben, bei der sich bereits eine ähnliche Psychose manifestiert hat. Die Wahnideen werden zumindest z. T. übernommen. Die seltenen Fälle, in denen mehrere Personen von der Störung befallen sind, sollten hier auch verschlüsselt werden.

Dazugehörige Begriffe:
                Folie à deux
                Induzierte paranoide Psychose
Z| Symbiontische Psychose

297.8 Andere paranoide Syndrome

Wahnsyndrome, die sich nicht ohne weiteres unter einer
der vorausgehenden Rubriken oder unter 298.4 klassifizieren lassen, obwohl sie in mancher Weise der Schizophrenie
oder den affektiven Psychosen ähneln.

Dazugehörige Begriffe:
                Querulantenwahn
                Sensitiver Beziehungswahn

Ausschl.:   Paranoide Psychose im Senium   297.2

297.9 Nicht näher bezeichnete paranoide Syndrome

Dazugehöriger Begriff:
                Nicht näher bezeichnetes paranoides Zustands-
                bild

298 Andere nichtorganische Psychosen

Die Rubriken 298.0 – 298.8 sollten auf die kleine Gruppe
von Psychosen beschränkt bleiben, die weitgehend oder
vollständig einem kürzlich vorausgegangenen Erlebnis zugeschrieben werden können. Sie sollten nicht benutzt werden für den größeren Bereich solcher Psychosen, bei denen
Umgebungseinflüsse ein Teilfaktor (aber nicht der *Haupt-
faktor*) in der Verursachung sind.

298.0 Reaktive depressive Psychose

Depressive Psychose, die in ihren Symptomen einer endogenen Depression ähnelt (296.1), die aber offensichtlich
durch eine Belastung wie Trauer oder schwere Enttäu-
schung oder eine Frustration hervorgerufen wird. Die
Tagesschwankungen können weniger stark ausgeprägt sein
als bei den Depressionen unter 296.1. Die Wahnideen sind
eher aus den Lebenserfahrungen verstehbar. In ihrem Ver-

halten sind die Patienten meist deutlich gestört, z. B. kommen ernsthafte Suizidversuche vor.

Dazugehörige Begriffe:
Reaktive Depression von psychotischem Ausmaß
Psychogene depressive Psychose

Ausschl.: Monopolare Depression (wörtliche Übersetzung: Depression im Rahmen einer manisch-depressiven Psychose) 296.1
Neurotische Depression 300.4

298.1 Reaktiver Erregungszustand
Eine affektive Psychose, die einer endogenen Manie sehr ähnelt, aber offensichtlich durch emotionale Belastung hervorgerufen wurde.

Ausschl.: Monopolare Manie (wörtliche Übersetzung: Manie im Rahmen einer manisch-depressiven Psychose) 296.0

298.2 Reaktiver Verwirrtheitszustand
Eine psychische Störung mit Bewußtseinsveränderung, Desorientiertheit (weniger ausgeprägt als im Verwirrtheitszustand bei organischen Psychosen) und verminderter Zugänglichkeit, oft auch mit starker motorischer Erregung, die offensichtlich durch emotionale Belastung hervorgerufen wurde.

Dazugehörige Begriffe:
Psychogener Verwirrtheitszustand
Psychogener Dämmerzustand

Ausschl.: Akuter Verwirrtheitszustand 293.0
Z| Akute organische Psychose 293.0

298.3 Akute paranoide Reaktion
Paranoide Syndrome, offenbar hervorgerufen durch ein als emotionale Belastung wirkendes Ereignis, das als Angriff

oder Bedrohung fehlgedeutet wird. Solche Zustände treten besonders häufig bei Gefangenen auf oder als akute Reaktion auf eine fremde und bedrohliche Umgebung, z. B. bei Immigranten.

Dazugehöriger Begriff:
Bouffée délirante
Ausschl.: Paranoide Syndrome 297.–

298.4 Psychogene Psychose mit paranoider Symptomatik

Psychogene oder reaktive paranoide Psychose jeder Typologie, die länger anhält als die akuten Reaktionen, die zu 298.3 gehören. Diese Schlüsselnummer sollte auch verwendet werden, wenn die Diagnose einer psychogenen Psychose mit paranoider Symptomatik nicht ausdrücklich als „akut" bezeichnet ist.

Dazugehöriger Begriff:
Länger dauernde reaktive paranoide Psychose

298.8 Andere und nicht näher bezeichnete reaktive Psychosen

Dazugehörige Begriffe:
— Hysterische Psychose
Nicht näher bezeichnete psychogene Psychose
Psychogener Stupor

298.9 Nicht näher bezeichnete Psychose

Sollte nur als letzte Möglichkeit verwendet werden, wenn keine andere Bezeichnung als zutreffend angesehen werden kann.

299 Typische Psychosen des Kindesalters

Diese Kategorie sollte nur für Psychosen benutzt werden, die stets vor der Pubertät beginnen. Wenn Psychosen, die gewöhnlich bei Erwachsenen auftreten, wie Schizophrenie oder manisch-depressive Psychose, im Kindesalter vorkommen, sollten sie unter der entsprechenden ICD-Nummer eingeordnet werden – d. h. 295 bzw. 296 für die angeführten Beispiele.

299.0 Frühkindlicher Autismus

Ein Syndrom, das entweder von Geburt an besteht oder fast ausschließlich in den ersten 30 Monaten beginnt. Die Reaktionen auf akustische und manchmal auch auf visuelle Eindrücke sind abnorm, und es gibt gewöhnlich große Schwierigkeiten hinsichtlich des Verstehens der Sprache. Die Sprache tritt verspätet auf und ist, wenn sie sich entwickelt, charakterisiert durch Echolalie, Vertauschen der Pronomina, einfache grammatikalische Struktur und die Unfähigkeit, abstrakte Begriffe zu gebrauchen. Der Gebrauch von verbaler und Gebärdensprache ist im zwischenmenschlichen Kontakt beeinträchtigt. Die Kontaktstörungen sind vor dem 6. Lebensjahr besonders ausgeprägt und umfassen eine gestörte Entwicklung des Blickkontaktes, der zwischenmenschlichen Bindungen und des kooperativen Spielens mit anderen Kindern. Häufig besteht rituelles Verhalten, das abnorme Gewohnheiten, Widerstand gegen Veränderungen, Bindung an seltsame Objekte und stereotype Spielmuster umfassen kann. Die Fähigkeit zum abstrakten oder symbolischen Denken und zum phantasiereichen Spielen ist herabgesetzt. Die Intelligenz kann zwischen schwerer intellektueller Behinderung und durchschnittlicher Begabung variieren. Die Leistungen sind meist besser bei Aufgaben, die Auswendiglernen oder visuomotorische Fähigkeit verlangen, als bei solchen, die symbolische oder sprachliche Leistungen erfordern.

Dazugehörige Begriffe:
　　　　Kindlicher Autismus
　　　　Infantile Psychose
　　　　Kanner-Syndrom

Ausschl.:	Desintegrative Psychose	299.1
	Hellersches Syndrom	299.1
	Schizophrenes Syndrom im Kindesalter	299.9

299.1 Desintegrative Psychose

Bei diesen Störungen folgt auf eine normale oder eine nahezu normale Entwicklung während der ersten Lebensjahre ein Verlust an sozialen und sprachlichen Fähigkeiten, der mit einer schweren emotionalen Verhaltens- und Kontaktstörung einhergeht. Meist findet dieser Verlust der Sprache und der sozialen Kompetenz über einen Zeitraum von einigen Monaten statt und wird vom Auftreten von Hyperaktivität und Stereotypien begleitet. In den meisten Fällen besteht eine intellektuelle Behinderung, diese ist aber nicht notwendigerweise mit der Störung verbunden. Der Zustand kann einer eindeutigen Hirnkrankheit folgen – wie z. B. Masern-Enzephalitis – kann aber auch bei Fehlen jeder erkennbaren organischen Hirnkrankheit oder Hirnschädigung vorkommen. Eine zusätzliche Schlüsselnummer sollte benutzt werden, um damit verbundene neurologische Erkrankungen zu kennzeichnen.

Dazugehöriger Begriff:
> Hellersche Demenz (Hellersches Syndrom)

Ausschl.: Frühkindlicher Autismus   299.0
          Schizophrenes Syndrom im Kindesalter   299.9

299.8 Andere Psychosen des Kindesalters

Eine Reihe von atypischen kindlichen Psychosen, die einige, aber nicht alle Merkmale des frühkindlichen Autismus zeigen können. Die Symptomatik kann stereotyp wiederholte Bewegungen, Hyperkinese, Selbstverletzungen, verlangsamte Sprachentwicklung, Echolalie und Kontaktstörungen umfassen. Solche Störungen können bei Kindern jeden Intelligenzniveaus vorkommen, sind aber bei intellektuell Behinderten besonders häufig.

Dazugehöriger Begriff:
> Atypische Psychose im Kindesalter

Ausschl.: Einfache Stereotypien ohne psychotische
          Störung   307.3

299.9 Nicht näher bezeichnete Psychosen des Kindesalters

Dazugehörige Begriffe:
> Nicht näher bezeichnete kindliche Psychose

Nicht näher bezeichnete kindliche Schizophrenie

Nicht näher bezeichnetes schizophrenes Syndrom im Kindesalter

Ausschl.: Schizophrenietyp, der gewöhnlich
bei Erwachsenen vorkommt, wenn er
im Kindesalter auftritt   295.0 – 295.8

300 – 316 Neurosen, Persönlichkeitsstörungen (Psychopathien) und andere nichtpsychotische psychische Störungen

300 Neurosen

Die Unterscheidung zwischen Neurose und Psychose ist schwierig zu definieren und bleibt umstritten, wird jedoch beibehalten, da sie allgemein gebräuchlich ist. Neurosen sind psychische Störungen ohne jede nachweisbare organische Grundlage, in denen der Patient beträchtliche Einsicht und ungestörte Realitätswahrnehmung haben kann und im allgemeinen seine krankhaften subjektiven Erfahrungen und Phantasien nicht mit der äußeren Realität verwechselt. Das Verhalten kann stark beeinträchtigt sein, obwohl es im allgemeinen innerhalb sozial akzeptierter Grenzen bleibt, aber die Persönlichkeit bleibt erhalten. Die wesentlichen Symptome umfassen: ausgeprägte Angst, hysterische Symptome, Phobien, Zwangssymptome und Depression.

300.0 Angstneurose

Verschiedene Kombinationen körperlicher und psychischer Angstsymptome, die keiner realen Gefahr zuzuschreiben sind und entweder als Angstanfälle oder als Dauerzustand auftreten. Die Angst ist meistens diffus und kann sich bis zur Panik steigern. Andere neurotische Störungen wie Zwangsphänomene oder hysterische Symptome können vorhanden sein, aber beherrschen nicht das klinische Bild.

Dazugehörige Begriffe:
  Angstreaktion
  Neurotischer Angstzustand
  Panikanfall
  Panik
  Panikzustand

Ausschl.: Neurasthenie   300.5
          Körperliche Funktionsstörungen   306.–

300.1 Hysterische Neurose

Bei diesen psychischen Störungen erzeugen Motive, deren
sich der Patient nicht bewußt zu sein scheint, entweder
eine Einengung des Bewußtseinsfeldes oder motorische
bzw. sensorische Funktionsstörungen, die einen psychologischen Vorteil (Krankheitsgewinn) oder eine symbolische
Bedeutung zu haben scheinen. Diese Neurose kann durch
Konversionssymptome oder hysterische Dämmerzustände
charakterisiert sein. In der konversionsneurotischen Form
sind die Haupt- oder einzigen Symptome psychogene Kör-
perfunktionsstörungen, z. B. Lähmung, Tremor, Blindheit,
Taubheit, Anfälle. Bei den Dämmerzuständen ist der her-
vorstechendste Zug eine Einengung des Bewußtseinsfeldes,
die einem unbewußten Zweck zu dienen scheint, und im
allgemeinen begleitet sie oder folgt ihr eine selektive Am-
nesie. Dramatische, aber im wesentlichen oberflächliche
Persönlichkeitsveränderungen können auftreten, manchmal in Form eines dranghaften Weglaufens (Fugue). Im
Verhalten kann der Patient eine Psychose nachahmen
oder, besser gesagt, seine Vorstellung von einer Psychose.

Dazugehörige Begriffe:
  Funktionelle Astasie
  Funktionelle Abasie
  Entschädigungsneurose
  Konversionshysterie
  Hysterischer Dämmerzustand
  Hysterisches Ganser-Syndrom
  Nicht näher bezeichnete Hysterie
  Alternierende Bewußtseinszustände

300.2 Phobie

Neurosen mit abnorm starker Furcht vor bestimmten Objekten oder Situationen, die normalerweise solche Gefühle nicht hervorrufen würden. Wenn die Angst vor einer bestimmten Situation oder einem bestimmten Objekt sich auf weitere Situationen ausbreitet, wird die Störung ähnlich oder identisch mit Angstneurose und sollte dort eingeordnet werden (300.0).

Dazugehörige Begriffe:
Agoraphobie
Tierphobien
Angsthysterie
Claustrophobie
Nicht näher bezeichnete Phobie

300.3 Zwangsneurose

Neurosen, in denen das hervorstechende Symptom in einem Gefühl subjektiven Zwanges besteht – gegen den der Patient sich wehrt – bestimmte Handlungen auszuüben, über einen Gedanken nachzugrübeln, ein Erlebnis sich wieder vorzustellen oder über ein abstraktes Thema nachzusinnen. Die auftauchenden unerwünschten Gedanken, die Beharrlichkeit der Worte oder Ideen, die Grübeleien oder die Gedankenketten werden von dem Patienten als unangepaßt oder unsinnig empfunden. Die Zwangsantriebe oder Zwangsideen werden von dem Patienten als persönlichkeitsfremd erkannt, er weiß aber, daß sie aus ihm selbst kommen. Die Zwänge können quasi Ritualhandlungen sein mit dem Zweck, die Angst zu erleichtern, z. B. Händewaschen, um Ansteckung zu vermeiden. Versuche, die unwillkommenen Gedanken oder Antriebe zu unterdrücken, können zu einem starken inneren Kampf mit intensiver Angst führen.

Dazugehöriger Begriff:
  Anankastische Neurose

Ausschl.: Zwangssymptome, die im Rahmen einer
  endogenen Depression   296.1
  Schizophrenie   295.–
  oder bei organischen Zuständen,
  z. B. Enzephalitis, auftreten

300.4 Neurotische Depression

Eine Neurose mit unverhältnismäßig starker Depression, die gewöhnlich einer erkennbaren traumatisierenden Erfahrung folgt; Wahnideen oder Halluzinationen gehören nicht dazu. Der Patient beschäftigt sich meist ausschließlich mit dem vorangegangenen psychischen Trauma, z. B. Verlust einer geliebten Person oder eines Besitzes. Häufig ist auch Angst vorhanden; Mischzustände aus Angst und Depression sollten hier eingeordnet werden. Die Unterscheidung zwischen depressiver Neurose und Psychose sollte sich nicht nur auf den Grad der Depression stützen, sondern auch auf Vorhandensein oder Fehlen anderer neurotischer und psychotischer Züge und auf den Grad der Störung im Verhalten des Patienten.

Dazugehörige Begriffe:
  Depressiver Angstzustand
  Depressive Reaktion
  Neurotisch-depressives Zustandsbild

Ausschl.: Psychogene Reaktion (Anpassungsstörung)
  mit depressiver Symptomatik   309.0
  Nicht näher bezeichnete Depression   311
  Monopolare Depression   296.1
  Reaktive depressive Psychose   298.0

52

300.5 Neurasthenie

Eine Neurose mit allgemeiner Schwäche, Reizbarkeit, Kopfweh, Depression, Schlaflosigkeit, Konzentrationsschwierigkeiten und Mangel der Fähigkeit, Freude zu empfinden (Anhedonie). Sie kann einer Infektionskrankheit oder einer Erschöpfung folgen oder sie begleiten oder aus einer anhaltenden emotionalen Störung hervorgehen. Steht die Neurasthenie mit einer körperlichen Erkrankung im Zusammenhang, dann sollte die letztere auch verschlüsselt werden.

Dazugehöriger Begriff:
Nervenschwäche

Ausschl.:	Angstneurose	300.0
	Neurotische Depression	300.4
	Körperliche Funktionsstörungen	306.–
	Spezifische nichtpsychotische psychische Störungen nach Hirnschädigungen	310.–
	Hirnlokales Psychosyndrom	310.–
	Hyperästhetisch-emotioneller Schwächezustand	310.–
	Pseudoneurasthenische Symptomatik bei Schizophrenie	295.–

300.6 Neurotisches Depersonalisationssyndrom

Eine Neurose mit einem unangenehmen Zustand gestörter Wahrnehmung, bei der äußere Objekte oder Teile des eigenen Körpers in ihrer Qualität verändert, als unwirklich, fremd und ohne ihre normale Unmittelbarkeit erlebt werden. Der Patient ist sich der subjektiven Art der Veränderung, die er erlebt, bewußt. Depersonalisationssyndrome können auch als Merkmal verschiedener psychischer Störungen auftreten wie Depression, Zwangsneurose, Angstneurose und Schizophrenie. In diesem Fall sollte die Störung nicht hier eigeordnet werden, sondern unter der entsprechenden Hauptkategorie.

Dazugehöriger Begriff:
Derealisation (neurotische)

300.7 Hypochondrische Neurose

Die auffälligen Züge bei dieser Neurose sind eine exzessive Beschäftigung mit der eigenen Gesundheit im allgemeinen oder der Unversehrtheit und der Funktion von einzelnen Körperorganen oder weniger häufig des eigenen Verstandes. Meist ist Angst oder Depression dabei. Hypochondrie kann als Merkmal einer anderen Geisteskrankheit auftreten und sollte in diesem Falle nicht hier, sondern unter der entsprechenden Hauptkategorie klassifiziert werden.

Ausschl.:	Hysterische Neurose	300.1
	Monopolare Depression	296.1
	Neurasthenie	300.5
	Zwangsneurose	300.3
	Schizophrenie	295.–

300.8 Andere Neurosen

Neurotische Störungen, die woanders nicht eingeordnet werden können, z. B. Beschäftigungsneurose. Patienten mit gemischten Neurosen sollten nicht in dieser Kategorie klassifiziert werden, sondern entsprechend den am meisten im Vordergrund stehenden Symptomen.

Dazugehörige Begriffe:

Briquetsche Erkrankung (=psychogene Anästhesie der Haut und der Fußmuskeln)
Beschäftigungsneurose einschließlich Schreibkrampf
Psychasthenie
Psychasthenische Neurose

300.9 Nicht näher bezeichnete Neurosen

Sollte nur als letzte Möglichkeit benutzt werden.

Dazugehörige Begriffe:

Nicht näher bezeichnete Neurose
Nicht näher bezeichnete Psychoneurose

301 Persönlichkeitsstörungen (Psychopathien, Charakterneurosen)

Personen mit tief eingewurzeltem Fehlverhalten, das im

allgemeinen zur Zeit der Adoleszenz oder früher erkennbar wird, die meiste Zeit während des Erwachsenenalters besteht, obwohl es häufig im mittleren und höheren Lebensalter weniger deutlich wird. Die Persönlichkeit ist abnorm entweder hinsichtlich der Ausgeglichenheit ihrer Komponenten, deren Qualität und Ausdrucksform oder hinsichtlich des Gesamtbildes. Unter dieser Abnormität oder Psychopathie leidet der Patient, oder andere haben darunter zu leiden, und es ergeben sich nachteilige Folgen für das Individuum oder die Gesellschaft. Hierzu gehören auch sog. Psychopathien. Wenn diese Abnormität primär durch eine Hirnfunktionsstörung bedingt ist, sollte sie nicht hier klassifiziert werden, sondern als eines der nichtpsychotischen organischen Psychosyndrome (310). Wenn der Patient eine Persönlichkeitsstörung bietet, die direkt mit seiner Neurose oder Psychose im Zusammenhang steht, z. B. schizoide Persönlichkeit und Schizophrenie oder anankastische Persönlichkeit und Zwangsneurose, so sollte die entsprechende Neurose oder Psychose, die das Erscheinungsbild prägt, zusätzlich diagnostiziert werden.

Dazugehöriger Begriff:
Charakterneurose

301.0 Paranoide Persönlichkeit

Eine Persönlichkeitsstörung mit starker Empfindlichkeit für Mißerfolge und vermeintliche Demütigungen und Zurückweisungen mit einer Tendenz, Erlebtes zu verdrehen, indem neutrale oder freundliche Handlungen anderer als feindlich oder verächtlich mißdeutet werden. Die Patienten bestehen streitbar und beharrlich auf dem eigenen Recht, sie können zu Eifersucht oder überhöhtem Selbstwertgefühl neigen. Diese Personen können sich hilflos gedemütigt und ausgenutzt fühlen, andere dagegen, obwohl genauso extrem empfindlich, sind aggressiv und beharrlich. In allen Fällen besteht eine starke Selbstbezogenheit.

Dazugehörige Begriffe:
Fanatische Persönlichkeit

Paranoide Charakterzüge
Paranoide Persönlichkeitsstörung

Ausschl.:	Akute paranoide Reaktion	298.3
	Alkoholparanoia (alkoholischer	
	Eifersuchtswahn)	291.5
	Paranoide Schizophrenie	295.3
	Paranoide Syndrome	297.–

301.1 Zyklothyme (thymopathische) Persönlichkeit

Eine Persönlichkeitsstörung, bei der eine ausgeprägte Abnormität der Stimmung das ganze Leben lang besteht. Die Stimmung kann ständig depressiv oder gehoben sein oder sie schwankt ständig zwischen diesen beiden Extremen. Während der gehobenen Stimmung herrscht unerschütterlicher Optimismus und eine übertriebene Aktivität und Lebensfreude, während die depressiven Zeitperioden durch Sorgen, Pessimismus, erniedrigtes Energieniveau und Gefühl der Nutzlosigkeit charakterisiert sind.

Dazugehörige Begriffe:
Zykloide Persönlichkeit
Zyklothyme Persönlichkeit
Depressive Persönlichkeit
Z | Hyperthyme Persönlichkeit

Ausschl.:	Affektive Psychosen	296.–
	Zyklothymie	296.2 – 296.5
	Neurasthenie	300.5
	Neurotische Depression	300.4

301.2 Schizoide Persönlichkeit

Eine Persönlichkeitsstörung mit Neigung, sich von emotionellen, sozialen und anderen Kontakten zurückzuziehen, und mit autistischer Vorliebe für Phantasie und introspektiver Zurückhaltung. Im Verhalten kann der Patient exzentrisch wirken oder dazu neigen, Konkurrenzsituationen zu vermeiden. Auffällige Kühle und Zurückhaltung kann die Unfähigkeit verdecken, Gefühle auszudrücken.

Ausschl.: Schizophrenie   295.–

301.3 Erregbare Persönlichkeit

Eine Persönlichkeitsstörung, die durch Unbeständigkeit der Stimmung und durch Neigung zu Temperamentsausbrüchen oder zu zügellosen Ausbrüchen von Ärger, Haß oder Gewalttätigkeit charakterisiert ist. Aggression kann verbal ausgedrückt werden oder in körperlicher Gewalttätigkeit bestehen. Personen mit dieser Störung, die sonst nicht zu antisozialem Verhalten neigen, können ihre Ausbrüche nicht genügend kontrollieren.

Dazugehörige Begriffe:
> Aggressive Persönlichkeit
> Aggressivität
> (Exzessive) emotionale Unausgeglichenheit
> Pathologische Erregbarkeit
> Streitsucht

Ausschl.:	Antisoziale Persönlichkeit	301.7
	Hysterische Neurose	300.1

301.4 Anankastische Persönlichkeit

Eine Persönlichkeitsstörung, die durch Unsicherheitsgefühl, Zweifel an sich selbst und Gefühl der eigenen Unvollkommenheit charakterisiert ist. Dies führt zu übertriebener Gewissenhaftigkeit, Kontrollieren, Eigensinn und Vorsicht. Andrängende und unerwünschte Gedanken oder Impulse können vorhanden sein, erreichen aber nie die Schwere wie bei einer Zwangsneurose. Perfektionismus und eine peinlich genaue Sorgfalt bestehen sowie das Bedürfnis nach ständiger Kontrolle, um dies möglichst zu gewährleisten. Rigidität und starke Zweifelsucht können sehr deutlich sein.

Dazugehöriger Begriff:
> Zwanghafte Persönlichkeit

Ausschl.:	Zwangsneurose	300.3
	Phobie	300.2

301.5 Hysterische Persönlichkeit

Eine Persönlichkeitsstörung mit oberflächlicher und labiler Affektivität, Abhängigkeit von Anderen, sehnsüchtigem

Verlangen nach Anerkennung und Aufmerksamkeit, Suggestibilität und theatralischem Verhalten. Oft besteht sexuelle Unreife, z. B. Frigidität und übermäßiges Ansprechen auf sexuelle Stimuli. Unter Streß können sich hysterische Symptome (Neurose) entwickeln.

Dazugehöriger Begriff:
    Infantile Persönlichkeit

Ausschl.: Hysterische Neurose   300.1

301.6 Asthenische Persönlichkeit

Eine Persönlichkeitsstörung, die durch Willfährigkeit gegenüber den Wünschen älterer und anderer Personen charakterisiert ist und durch eine schwache, inadäquate Reaktion auf die Anforderungen des täglichen Lebens. Der Energiemangel kann sich intellektuell oder gefühlsmäßig zeigen. Die Fähigkeit sich zu freuen ist gering.

Dazugehörige Begriffe:
    Abhängige Persönlichkeit
    Inadäquate Persönlichkeit
    Passive Persönlichkeit

Ausschl.: Neurasthenie   300.5

301.7 Persönlichkeitsstörung mit vorwiegend soziopathischem oder asozialem Verhalten

Eine Persönlichkeitsstörung mit Mißachtung für soziale Verpflichtungen, fehlendem Gefühl für andere und maßloser Gewalttätigkeit oder herzlosem Unbeteiligtsein. Es besteht eine große Diskrepanz zwischen diesem Verhalten und den geltenden sozialen Normen. Das Verhalten ist durch Erfahrung einschließlich Bestrafung nicht genügend modifizierbar. Personen mit dieser Persönlichkeitsstörung sind gefühlskalt und können abnorm aggressiv oder verantwortungslos sein. Ihre Frustrationstoleranz ist niedrig, sie beschuldigen andere oder bieten vordergründige Rationalisierungen für ihr Verhalten an, das sie in Konflikt mit der Gesellschaft bringt.

Dazugehörige Begriffe:
    Amoralische Persönlichkeit
    Antisoziale Persönlichkeit
    Asoziale Persönlichkeit

Ausschl.: Störung des Sozialverhaltens ohne näher
    bestimmbare Persönlichkeitsstörung   312.–
    Erregbare Persönlichkeit   301.3

301.8 Andere Persönlichkeitsstörungen

Dazugehörige Begriffe:
    Exzentrische Persönlichkeit
    Haltlose Persönlichkeit
    Unreife Persönlichkeit
    Passiv-aggressive Persönlichkeit
    Psychoneurotische Persönlichkeit

Ausschl.: Infantile Persönlichkeit   301.5

301.9 Nicht näher bezeichnete Persönlichkeitsstörungen

Dazugehörige Begriffe:
    Nicht näher bezeichnete pathologische Persönlichkeit
    Nicht näher bezeichnete Persönlichkeitsstörung
    Konstitutionelle Psychopathie
    Psychopathische Persönlichkeit

302 Sexuelle Verhaltensabweichungen und Störungen

Abnorme sexuelle Neigungen oder abnormes sexuelles Verhalten, das zu einer ärztlichen Konsultation führt. Die Grenzen und Bilder normaler sexueller Neigung und normalen sexuellen Verhaltens sind in den verschiedenen Gesellschaften und Kulturen nicht absolut festgelegt worden, aber sind im großen und ganzen so, daß sie akzeptierten sozialen und biologischen Zielen dienen. Die sexuelle Aktivität der betroffenen Personen ist primär entweder auf Personen des gleichen Geschlechtes gerichtet oder auf in der Regel nicht mit dem Koitus verbundene sexuelle Verhaltensweisen oder einen unter abnormen Umständen ausgeführten Koitus. Falls das abweichende Verhalten nur während einer Psychose oder einer anderen psychischen Erkrankung manifest wird, sollte das Zustandsbild unter der Haupterkrankung klassifiziert werden. Häufig treten mehrere Abnormitäten zusammen in der gleichen Person auf. In diesem Fall sollte die im Vordergrund stehende Abweichung klassifiziert werden. Man sollte in dieser Kategorie solche Personen nicht aufführen, die sexuelle Verhaltensabweichungen ausüben, wenn ihnen normale, sexuelle Gelegenheiten nicht zur Verfügung stehen.

302.0 **Homosexualität**
Ausschließliche oder vorwiegende sexuelle Anziehung zwischen Personen des gleichen Geschlechtes mit oder ohne körperliche Beziehung. Homosexualität ist hier unabhängig davon zu verschlüsseln, ob sie als psychische Störung betrachtet wird oder nicht.

Dazugehöriger Begriff:
    Lesbische Liebe

Ausschl.: Homosexuelle Pädophilie   302.2

302.1 **Sodomie**
Dazugehöriger Begriff:
    Sexual- oder Analverkehr mit Tieren

302.2 **Pädophilie**
Eine sexuelle Verhaltensabweichung, in der Erwachsene sich mit Kindern des gleichen oder anderen Geschlechtes sexuell betätigen.

302.3 **Transvestitismus**
Eine sexuelle Verhaltensabweichung, in der sexuelle Lust durch das Anlegen von Kleidern des anderen Geschlechtes erreicht wird. Dabei besteht kein ständiges Bemühen, die Identität des anderen Geschlechtes zu übernehmen.

Ausschl.: Transsexualität   302.5

302.4 Exhibitionismus

Eine sexuelle Verhaltensabweichung, bei der sexuelle Lust und Befriedigung im wesentlichen durch das Zeigen der Genitalien gegenüber Personen des anderen Geschlechtes erreicht werden.

302.5 Transsexualität

Eine sexuelle Verhaltensabweichung, die von der fixierten Vorstellung getragen ist, daß die erkennbare Geschlechtszugehörigkeit falsch sei. Das daraus resultierende Verhalten ist entweder auf eine operative Veränderung der Geschlechtsorgane gerichtet oder auf eine völlige Geheimhaltung des eigenen körperlichen Geschlechtes durch die Übernahme von Kleidung und Verhalten des anderen Geschlechtes.

Ausschl.: Transvestitismus   302.3

302.6 Störungen der psychosexuellen Identität

Ein in der Präadoleszenz bei noch nicht ausgereifter Psychosexualität auftretendes Verhalten, das dem als Transvestitismus (302.3) und Transsexualität (302.5) beschriebenen ähnelt. Kleidung des anderen Geschlechtes wird nur vorübergehend getragen – wenngleich dies häufig vorkommen kann – und die Identifikation mit Verhalten und Erscheinungsbild des anderen Geschlechtes ist nicht fixiert. Die häufigste Form ist Feminismus bei Jungen.

Dazugehöriger Begriff:
Störung der Geschlechtsrolle

Ausschl.: Homosexualität   302.0
Transsexualität   302.5
Transvestitismus   302.3

302.7 Frigidität und Impotenz

Frigidität: Psychogene Unlust oder Abneigung gegen Sexualverkehr, ausreichend stark, um zu ausgeprägter Angst, Unbehagen oder Schmerzen beim normalen Verkehr zu führen, wenn nicht zu aktiver Vermeidung. Auch leichtere

Formen dieser Störung, die aber Anlaß zur Konsultation sind, sollten hier verschlüsselt werden.

Impotenz: Anhaltende psychogene Unfähigkeit, eine Erektion aufrechtzuerhalten, die normale heterosexuelle Penetration und Ejakulation erlaubt.

Dazugehöriger Begriff:
        Psychogene Dyspareunie

Ausschl.: Impotenz organischen Ursprungs
        Normale vorübergehende Symptomatik nach Defloration
        Vorübergehende oder gelegentliche Erektionsunfähigkeit infolge Müdigkeit, Angst, Alkohol oder Drogen

302.8 Andere sexuelle Verhaltensabweichungen und Störungen

Dazugehörige Begriffe:
        Fetischismus
        Masochismus
        Sadismus

302.9 Nicht näher bezeichnete sexuelle Verhaltensabweichungen und Störungen

303 Alkoholabhängigkeit

Ein psychischer, manchmal auch körperlicher Zustand, der durch Alkoholgenuß entsteht und durch Verhaltensweisen und andere Reaktionen charakterisiert ist, die immer den Drang einschließen, ständig oder periodisch Alkohol zu sich zu nehmen, um dessen psychischen Effekt zu erleben. Manchmal soll damit auch das Mißbehagen bei fehlendem Alkoholgenuß vermieden werden. Toleranz kann vorliegen oder nicht. Eine Person kann von Alkohol und anderen Drogen abhängig sein; wenn dies der Fall ist, sollte auch die entsprechende Schlüsselnummer der Rubrik 304 verwendet werden. Wenn die Abhängigkeit mit Alkoholpsychose oder mit körperlichen Folgekrankheiten verbunden ist, sollten *beide* verschlüsselt werden.

Dazugehörige Begriffe:
    Akuter Rausch bei Alkoholabhängigkeit
    Chronischer Alkoholismus
    Dipsomanie

Ausschl.: Alkoholpsychosen   291.–
        Nicht näher bezeichneter Alkoholrausch 305.0
        Alkoholbedingte körperliche Folge-
        krankheiten wie:
            Leberzirrhose   571.2
            Epilepsie   345.–
            Gastritis   535.3

304   Medikamenten-/Drogenabhängigkeit

Psychisches und manchmal auch körperliches Zustandsbild als Folge einer Medikamenten-/Drogeneinnahme. Es
ist charakterisiert durch Verhaltensstörungen und andere
Störungen, die immer den Zwang einschließen, das Medi-
kament/Droge zeitweilig oder länger einzunehmen, um
ihre psychischen Wirkungen zu erfahren, und manchmal,
um das Mißbehagen beim Fehlen des Medikamentes/Dro-
ge zu vermeiden. Toleranz kann vorliegen oder nicht. Abhängigkeit kann für ein oder mehrere Medikamente/Dro-
gen bestehen.

Ausschl.: Medikamenten-/Drogenmißbrauch ohne
          Abhängigkeit   305.–

304.0 Morphintyp

Heroin
Methadon
Opium
Opiumalkaloide und ihre Derivate
Synthetische Substanzen mit morphinähnlicher Wirkung

304.1 Barbiturattyp

Barbiturate
Nicht barbiturathaltige Sedativa und Tranquilizer mit bar-
bituratähnlichem Effekt:

Chlordiazepoxid
Diazepam
Glutethimid
Meprobamat

304.2 Kokain

Kokain und seine Derivate

304.3 Cannabis

Hanfprodukte
Haschisch
Marihuana

304.4 Amphetamintyp und andere Psychostimulantien

Phenmetrazin
Methylphenidat

304.5 Halluzinogene

LSD und Derivate
Meskalin
Psilocybin

304.6 Abhängigkeit von anderen Medikamenten/Drogen

Dazugehörige Begriffe:
      Absinthabhängigkeit
      Schnüffeln (meist von Lösungsmitteln)

Ausschl.:   Nikotinabhängigkeit   305.1

304.7 Polytoxikomanie einschließlich des Morphintyps

304.8 Polytoxikomanie ohne Morphintyp

304.9 Nicht näher bezeichnete Medikamenten-/Drogen-abhängigkeit

Dazugehöriger Begriff:
      Nicht näher bezeichnete Medikamenten-/
      Drogensucht

305 Drogen- und Medikamentenmißbrauch ohne Abhängigkeit
Hierunter gehören die Fälle, die nicht anderweitig klassifizierbar sind und bei denen die Betroffenen wegen der Beeinträchtigung durch ein Medikament/Droge (keine Abhängigkeit wie unter 304.– definiert), die sie aus eigener Initiative und zum Schaden ihrer Gesundheit oder sozialen Anpassung eingenommen haben, in ärztliche Behandlung kamen. Ist der Medikamenten-/Drogenmißbrauch die Folge einer psychiatrischen Erkrankung, dann sollte diese Erkrankung verschlüsselt werden.

Ausschl.:	Alkoholabhängigkeit	303
	Medikamenten-/Drogenabhängigkeit	304.–
	Drogenentzugssyndrom	292.0
	Drogen- oder Medikamenten- intoxikation	960 – 979

305.0 **Alkoholmißbrauch**

Dazugehörige Begriffe:
Akute Alkoholintoxikation oder „Kater"
Nicht näher bezeichnete Trunkenheit
Nicht näher bezeichneter exzessiver Alkoholgenuß
„Alkoholkater"
Nicht näher bezeichneter Rausch

Ausschl.:	Alkoholpsychosen	291.–
	Alkoholbedingte körperliche Folgekrankheiten wie:	
	Leberzirrhose	571.2
	Epilepsie	345.–
	Gastritis	535.3

305.1 **Nikotinmißbrauch**
Fälle, bei denen der Nikotingenuß die Gesundheit oder die soziale Anpassung beeinträchtigt oder bei denen eine Nikotinabhängigkeit besteht. Abhängigkeit ist eher hier einzuordnen als unter 304.–, weil Nikotin sich von anderen abhängig machenden Drogen in seinen psychotoxischen Effekten unterscheidet.

Dazugehöriger Begriff:
Nikotinabhängigkeit

305.2 **Cannabismißbrauch**

305.3 **Halluzinogenmißbrauch**
Fälle mit akuter Intoxikation oder „Horrortrip"

Dazugehöriger Begriff:
LSD-Rausch

305.4 **Mißbrauch von Barbituraten und Tranquilizern**
Fälle, in denen ein Medikament in Überdosis oder länger
als therapeutisch üblich zum Schaden der Gesundheit oder
der sozialen Anpassung eingenommen wurde.

305.5 **Mißbrauch vom Morphintyp**

305.6 **Mißbrauch vom Kokaintyp**

305.7 **Mißbrauch vom Amphetamintyp**

305.8 **Mißbrauch von Antidepressiva**

305.9 **Anderer, kombinierter und nicht näher bezeichneter Medikamenten-/Drogenmißbrauch**

Dazugehörige Begriffe:
Laxantienabusus
Nicht näher bezeichneter Medikamenten-/
Drogenmißbrauch
Mißbrauch von nichtverschriebenen Drogen
oder Medikamenten

306 **Körperliche Funktionsstörungen psychischen Ursprungs** *
Eine Vielzahl körperlicher Symptome oder Bilder physiologisch-funktioneller Störungen psychischen Ursprungs
ohne Gewebsschädigung, die gewöhnlich durch das autonome Nervensystem vermittelt werden. Die Störungen

* (Psychovegetative Syndrome)
Psychosomat. Störungen

werden nach Organsystemen gruppiert. Die Schlüsselnummern 306.0 – 306.9 sollten nicht benutzt werden, wenn das körperliche Symptom Folge einer anderweitig klassifizierbaren psychiatrischen Erkrankung ist. Wenn Gewebsschädigung vorliegt, sollte die Störung unter 316 verschlüsselt werden.

Ausschl.: Hysterische Neurose   300.1
              Psychische Störungen in Verbindung
              mit anderweitig klassifizierten
              Erkrankungen *mit* Gewebsschädigung   316
              Spezifische nichtpsychotische psychische
              Störungen nach Hirnschädigungen   310.–

306.0 Muskulatur und Skeletsystem

Dazugehöriger Begriff:
              Psychogener Schiefhals

Ausschl.: Gilles de la Tourette-Syndrom   307.2
              Ticks   307.2

306.1 Atmungsorgane

Dazugehörige Begriffe:
              Atemnot
              (Psychogener) Singultus
              Hyperventilation
              Psychogener Husten
              Gähnen

Ausschl.: Psychogenes Asthma   316 und 493.9

306.2 Herz- und Kreislaufsystem

Dazugehörige Begriffe:
              Herzneurose
              Herzkreislaufneurose
              Neurozirkulatorische Asthenie
              Psychogene Herzkreislaufstörung

Ausschl.: Psychogene paroxysmale
              Tachykardie   316 und 427.9

306.3 Haut

Dazugehöriger Begriff:
Psychogener Pruritus

Ausschl.: Psychogene Alopezie   316 und 704.0
Psychogene Dermatitis   316 und 692.-
Psychogenes Ekzem   316 und 691.- oder 692.-
Psychogene Urticaria   316 und 708.-

Neurodermitis 691.8

306.4 Magen-Darm-Trakt

Dazugehörige Begriffe: *Gastritis*
Aerophagie (Luftschlucken)
Psychogenes periodisches Erbrechen

Ausschl.: Nicht näher bezeichnetes
periodisches Erbrechen   536.2
Colitis mucosa   316 und 564.1
Psychogener Kardiospasmus   316 und 530.0
Psychogenes Ulcus duodeni   316 und 532.-
Psychogenes Magenulkus   316 und 531.-
Psychogenes peptisches Ulkus   316 und 533.-

306.5 Urogenitalsystem

Dazugehöriger Begriff:
Psychogene Dysmenorrhoe

Ausschl.: Dyspareunie   302.7
Enuresis   307.6
Frigidität   302.7
Impotenz   302.7

306.6 Endokrines System

306.7 Sinnesorgane

Ausschl.: Hysterische Blindheit oder Taubheit   300.1

306.8 Andere körperliche Funktionsstörungen psychischen Ursprungs

Dazugehöriger Begriff:
Zähneknirschen

306.9 Nicht näher bezeichnete körperliche Funktionsstörungen psychischen Ursprungs

Dazugehörige Begriffe:
Nicht näher bezeichnete psychophysiologische Störung
Nicht näher bezeichnete psychosomatische Störung

307 Spezielle, nicht anderweitig klassifizierbare Symptome oder Syndrome

Zustandsbilder, bei denen ein hervorstechendes Symptom oder eine Gruppe von Symptomen kein fester Bestandteil eines zugrundeliegenden klassifizierbaren Krankheitsbildes sind.

Ausschl.: Symptome infolge einer anderweitig klassifizierten psychischen Störung
Symptome organischen Ursprungs

307.0 Stammeln und Stottern

Störungen des Sprechrhythmus, bei denen der Betroffene genau weiß, was er sagen möchte, aber es zu diesem Zeitpunkt infolge unwillkürlicher Wiederholungen oder Dehnungen eines Lautes nicht sagen kann.

Ausschl.:	Dysarthrie	784.5
	Lispeln oder Lallen	307.9
	Verzögerte Sprachentwicklung	315.3

307.1 Anorexia nervosa

Eine Störung, deren Hauptmerkmale eine persistente aktive Essensverweigerung und ein markanter Gewichtsverlust sind. Das Aktivitätsniveau ist charakteristischerweise hoch im Verhältnis zum Grad des Gewichtsverlustes. Die Störung beginnt typischerweise beim pubertierenden Mädchen, gelegentlich auch vor der Pubertät, und tritt bei Personen männlichen Geschlechts selten auf. Gewöhnlich besteht Amenorrhö, verschiedene andere physiologische Veränderungen, wie verlangsamter Puls und Atemfrequenz, erniedrigte Körpertemperatur und lageabhängige Ödeme, sind möglich. Ungewöhnliche Eßgewohnheiten und Einstellung zur Nahrung sind typisch, und manchmal folgt das Hungern Perioden übermäßiger Nahrungsaufnahme oder wechselt mit solchen. Die begleitenden psychiatrischen Symptome sind unterschiedlich.

Ausschl.: Nicht näher bezeichnete Eßstörungen 307.5
Appetitverlust 783.0
Appetitverlust nichtorganischen
Ursprungs 307.5

307.2 Ticks

Störungen ohne bekannte organische Genese, bei welchen das hervorstechende Merkmal rasche, unwillkürliche und offensichtlich zwecklose, häufig wiederholte Bewegungen sind, die nicht auf eine neurologische Störung zurückgeführt werden können. Jede Körperregion kann beteiligt sein, jedoch ist das Gesicht am häufigsten betroffen. Es können nur ein Tick oder eine Kombination von Ticks bestehen, die gleichzeitig, alternativ oder aufeinanderfolgend ausgeführt werden. Beim Gilles de la Tourette-Syndrom handelt es sich um eine seltene Störung, die bei Personen jeglichen Intelligenzniveaus auftreten kann, bei der Gesichtsticks und tickähnliche Schlundgeräusche zunehmend auffallen und generalisieren und bei der später ganze Worte oder kurze Sätze (oft obszönen Inhalts) stoßweise und unwillkürlich hervorgebracht werden. Es besteht eine gewisse Überschneidung mit anderen Arten von Ticks.

Dazugehöriger Begriff:
Z| Gilles de la Tourette-Syndrom

Ausschl.: Nägelkauen oder Daumenlutschen 307.9
Bei Isolierung auftretende Stereotypien 307.3
Ticks organischen Ursprungs 333.3

307.3 Wiederholte stereotype Bewegungen

Störungen, deren Hauptsymptomatik in willkürlich wiederholten stereotypen Bewegungen besteht, welche nicht von einer psychiatrischen oder neurologischen Erkrankung herrühren. Hierher gehören Kopfschaukeln, Körperschaukeln, Sichdrehen um die Körperachse, stereotype Fingerbewegungen und Augenbohren. Solche Bewegungen sind besonders häufig bei intellektueller Behinderung durch Sinnesbehinderung oder monotone Umgebung.

Dazugehöriger Begriff:
    Nicht näher bezeichnete Stereotypien

Ausschl.: Nicht näher bezeichnete Ticks   307.2
          Ticks organischen Ursprungs   333.3

307.4 Spezifische Schlafstörungen

Diese Kategorie sollte nur verwendet werden, wenn eine genauere medizinische oder psychiatrische Diagnose nicht gestellt werden kann.

Dazugehörige Begriffe:
    Hypersomnie (Schlafsucht) ⎫ nicht-
    Schlaflosigkeit ⎬ organischen
    Umgekehrter Schlafrhythmus ⎭ Ursprungs
    Alpträume ⎫ nicht-
    Pavor nocturnus ⎬ organischen
    Schlafwandeln ⎭ Ursprungs

Ausschl.: Narkolepsie   347
          Schlafstörungen nicht näher bezeichneter
          Ursache   780.5

307.5 Andere und nicht näher bezeichnete Eßstörungen

Diese Kategorie sollte nur verwendet werden, wenn eine genauere medizinische oder psychiatrische Diagnose nicht gestellt werden kann.

Dazugehörige Begriffe:
    Eßstörungen von Kleinkindern ⎫
    Appetitverlust ⎪ nicht-
    Freßsucht ⎬ organischen
    Pica ⎪ Ursprungs
    Psychogenes Erbrechen ⎭

Ausschl.: Anorexia nervosa 307.1
Anorexie unklarer Ursache 783.0
Freßsucht unklarer Ursache 783.6
Nicht näher bezeichnetes Erbrechen 787.0
Periodisches Erbrechen 536.2
Psychogenes periodisches Erbrechen 306.4

307.6 Enuresis

Eine Störung, deren Hauptmerkmal eine persistente unwillkürliche Urinausscheidung bei Tag oder Nacht ist, die im Hinblick auf das Alter des Betroffenen als abnorm zu betrachten ist. Teilweise haben die Kinder Blasenkontrolle nie erreicht, teilweise die erlangte Kontrolle später verloren. Episodische oder fluktuierende Enuresis ist hier zu klassifizieren. Üblicherweise wird die Störung bei einem Alter unter vier Jahren nicht diagnostiziert.

Dazugehöriger Begriff:
> (Primäre und sekundäre) Enuresis nicht-organischen Ursprungs

Ausschl.: Enuresis nicht näher bezeichneten
Ursprungs 788.3

307.7 Enkopresis

Eine Störung, deren Hauptmerkmal ein persistenter willkürlicher oder unwillkürlicher Stuhlabgang ist. Der Stuhl hat in der Regel normale oder fast normale Konsistenz und wird an Orten abgesetzt, die entsprechend der soziokulturellen Umgebung des Individuums nicht dafür vorgesehen sind. Ein Teil der Kinder hat die Darmkontrolle nicht erlernt, ein Teil hat die erworbene Kontrolle später wieder verloren. Verschiedene begleitende psychiatrische Symptome können bestehen, ferner Kotschmieren. Die Störung wird üblicherweise nicht bei Kindern unter vier Jahren diagnostiziert.

Dazugehöriger Begriff:
> (Andauernde oder intermittierende) Enkopresis nichtorganischen Ursprungs

Ausschl.: Enkopresis nicht näher bezeichneter
Ursache   787.6

307.8 Psychalgie

Fälle, bei denen Schmerzen psychischen Ursprungs bestehen, z. B. Kopfschmerzen oder Rückenschmerzen, wenn
eine genauere medizinische oder psychiatrische Diagnose
nicht gestellt werden kann.

Dazugehörige Begriffe:
Spannungskopfschmerz
Psychogene Rückenschmerzen

Ausschl.: Migräne   346.–
Schmerzen, die nicht speziell einer
psychologischen Ursache zugeschrieben
werden können:
Rückenschmerzen   724.5
Kopfschmerzen   784.0
Gelenkschmerzen   719.4
Gliederschmerzen   729.5
Lumbago   724.2
Rheumatische Schmerzen   729.0

307.9 Andere und nicht näher bezeichnete spezifische Symptome oder Syndrome, die nicht anderweitig klassifiziert werden können

Der Gebrauch dieser Kategorie sollte vermieden werden.
Die meisten hier angeführten Symptome deuten nicht notwendigerweise auf eine psychiatrische Störung hin und
werden nur aufgeführt, weil solche Begriffe manchmal als
Diagnosen erscheinen.

Dazugehörige Begriffe:
Haareausreißen
Lallen
Lispeln
Masturbation
Nägelbeißen
Daumenlutschen

308 **Psychogene Reaktion (akute Belastungsreaktion)**

Rasch vorübergehende Störungen jeder Schwere und Art, die bei Personen ohne auffällige psychische Störung auftreten. Sie sind als Antwort auf außerordentliche körperliche oder psychische Belastungen wie Naturkatastrophen oder Kriegsereignisse aufzufassen und klingen üblicherweise innerhalb von Stunden oder Tagen ab.

Dazugehörige Begriffe:
                Katastrophenreaktion
                Combat fatigue (Kriegszitterer etc.)
                Erschöpfungszustand (exhaustion delirium)

Ausschl.: Psychogene Reaktion
           (Anpassungsstörung)   309.–

308.0 Akute Belastungsreaktion mit vorherrschender emotionaler Störung

Panikzustände, Reizbarkeit, Furcht, Depression und Angst, die die obigen Kriterien erfüllen.

308.1 Akute Belastungsreaktion mit vorherrschender Bewußtseinsstörung

Psychogene Dämmerzustände (Fluchtreaktion), die die obigen Kriterien erfüllen.

308.2 Akute Belastungsreaktion mit vorherrschender psychomotorischer Störung

Erregungs- oder Stuporzustände, die die obigen Kriterien erfüllen.

308.3 Andere akute Belastungsreaktion

Dazugehöriger Begriff:
                Akute situationsabhängige Störungen

308.4 Mischformen

Viele der Reaktionen auf außergewöhnliche Belastung schließen verschiedene der genannten Elemente ein; sofern möglich, sollte aber eine spezifische Klassifizierung unter .0, .1, .2 oder .3 gemäß dem *vorherrschenden* Typ der Störung erfolgen. Die Kategorie der Mischform sollte nur benutzt werden, wenn ein so ausgeprägtes Mischbild vorliegt, daß ein *vorherrschender* Typ nicht isoliert werden kann.

308.9 Nicht näher bezeichnete akute Belastungsreaktion

309 Psychogene Reaktion (Anpassungsstörung)
Leichte oder vorübergehende Störungen, die länger dauern als akute Belastungsreaktionen (308.–) und Personen jeden Alters ohne offensichtlich vorbestehende psychische Störungen betreffen. Solche Störungen sind oft relativ umschrieben oder situationsspezifisch, im allgemeinen rückbildungsfähig und dauern gewöhnlich nur einige Monate an. Sie stehen in der Regel in enger zeitlicher und inhaltlicher Beziehung zu Belastungen wie Trauer, Migration oder Trennungserlebnissen. Reaktionen auf stärkere Belastungen, die länger als einige Tage anhalten, gehören ebenfalls hierher. Bei Kindern sind solche Reaktionen nicht mit deutlichen Entwicklungsstörungen verbunden.

Dazugehörige Begriffe:
Z | Abnorme Erlebnisreaktion
Einfache Entwicklungen

Ausschl.: Psychogene Reaktion (akute Belastungs-
reaktion) auf außergewöhnliche
Belastung   308.–
Neurosen   300.–

309.0 Kurzdauernde depressive Reaktion
Depressive Zustände, die nicht als manisch-depressiv, psychotisch oder neurotisch spezifiziert werden können. Sie sind im allgemeinen vorübergehend, und die depressiven Symptome stehen gewöhnlich in enger zeitlicher oder inhaltlicher Beziehung zu einem belastenden Ereignis.

Dazugehörige Begriffe:
Trauerreaktion
Z | Depressive Reaktion

Ausschl.: Affektive Psychosen 296.–
Neurotische Depression 300.4
Länger dauernde depressive Reaktion 309.1
Psychogene depressive Psychose 298.0

309.1 Länger dauernde depressive Reaktion

Depressive Zustandsbilder, die nicht als manisch-depressiv, psychotisch oder neurotisch spezifiziert werden können und im allgemeinen länger anhalten; sie entwickeln sich gewöhnlich, wenn Personen über längere Zeit einer belastenden Situation ausgesetzt sind. ICD 10 : F43.21

Dazugehöriger Begriff:
Z | Depressive Entwicklung

Ausschl.: Affektive Psychosen 296.–
Kurzdauernde depressive Reaktion 309.0
Neurotische Depression 300.4
Psychogene depressive Psychose 298.0

309.2 Anpassungsstörung mit vorwiegend emotionaler Symptomatik

Zustandsbilder, die die allgemeinen Kriterien einer Anpassungsstörung erfüllen, mit vorherrschender emotionaler Symptomatik (Angst, Furcht, Besorgnis etc.), die aber nicht spezifisch depressiv ist.

Dazugehörige Begriffe:
Abnorme Trennungsangst
„Culture shock"

309.3 Anpassungsstörung vorwiegend im Sozialverhalten

Leichte oder vorübergehende Störungen, die die allgemeinen Kriterien einer Anpassungsstörung erfüllen, deren wesentliche Symptomatik in einer Störung des Sozialverhaltens besteht. Hierzu würde beispielsweise die Trauerreaktion eines Adoleszenten gehören, die sich in aggressivem oder antisozialem Verhalten äußert.

Ausschl.: Nicht näher bezeichnete Störung des
Sozialverhaltens   312.–
Persönlichkeitsstörung mit vorwiegend
soziopathischen oder asozialen
Manifestationen   301.7

309.4 Anpassungsstörung im Sozialverhalten mit emotionaler Symptomatik

Störungen, die die Kriterien für eine Anpassungsstörung erfüllen und durch emotionale und soziale Störungen charakterisiert sind.

309.8 Andere Anpassungsstörungen

Dazugehörige Begriffe:
Anpassungsstörungen mit elektivem Mutismus
Nicht näher bezeichneter Hospitalismus bei
Kindern

309.9 Nicht näher bezeichnete Anpassungsstörungen

Dazugehöriger Begriff:
Nicht näher bezeichnete Adaptationsstörung

310 Spezifische nichtpsychotische psychische Störungen nach Hirnschädigungen

Diese Kategorie sollte nur für Zustandsbilder benutzt werden, bei denen das *Erscheinungsbild* der Störung durch die Hirnpathologie bestimmt ist.

Ausschl.: Neurosen, Persönlichkeitsstörungen oder andere nichtpsychotische Zustandsbilder, die zwar in ihrem Erscheinungsbild denen bei funktionellen Störungen vorkommenden ähneln, aber im Zusammenhang mit einer körperlichen Erkrankung auftreten; diese sind unter 300.–, 301.– etc. zu verschlüsseln, wobei zusätzlich eine andere Schlüsselnummer zur Identifizierung der körperlichen Erkrankung zu benutzen ist.

Z | Im Gegensatz dazu sollen neurotische und psychopathische Syndrome eindeutig organischer Ätiologie hier untergebracht werden.

Z | Ausschl.   Neuropsychologische Syndrome, wie z. B.
   | auch: Aphasien   784.3
   | Agraphie   784.6

310.0 Frontalhirnsyndrom

Verhaltensänderungen infolge einer Schädigung der Frontalregion des Gehirns oder infolge einer Beeinträchtigung von Verbindungen mit dieser Region. Es besteht eine allgemeine Minderung von Selbstkontrolle, Vorausschau, Kreativität und Spontaneität, die sich als erhöhte Irritierbarkeit, Egozentrizität, Rastlosigkeit und mangelnde Rücksicht auf andere manifestieren kann. Gewissenhaftigkeit und Konzentrationsfähigkeit sind oft vermindert, meßbare Verschlechterungen von Intellekt oder Gedächtnis jedoch nicht notwendigerweise vorhanden. Der Gesamteindruck ist oft von emotionaler Abstumpfung, Antriebsmangel und Verlangsamung geprägt; bei früher energischen, rastlosen oder aggressiven Personen kann jedoch ein Wechsel in Richtung auf Impulsivität, Überheblichkeit, jähe Temperamentsausbrüche, Witzelsucht und die Entwicklung unrealistischer Ansprüche erfolgen. Die Art der Wesensänderung hängt von der früheren Persönlichkeit ab. Eine beträchtliche Besserung ist möglich und kann auch erst im Verlauf von Jahren eintreten.

Dazugehörige Begriffe:
        Leukotomiesyndrom
        Postleukotomiesyndrom (Zustandsbild nach
        Leukotomie)

Ausschl.:   Postkontusionelles Syndrom   310.2

310.1 Intelligenz- oder Persönlichkeitsveränderung anderer Typologie

Chronische, leichte Beeinträchtigung von Gedächtnis und Intelligenz, oft begleitet von gesteigerter Irritierbarkeit,

Querulanz, Abgespanntheit und Klagen über körperliche Schwäche. Diese Zustände treten häufig im höheren Alter auf und können schwereren Zustandsbildern vorausgehen, die auf einer Hirnschädigung beruhen, die unter Demenz jeder Typologie (290.– und 294.–) oder unter jeder Störung der Rubrik 293.– (vorübergehende organische Psychosen) zu verschlüsseln sind.

Dazugehörige Begriffe:
> Leichte Gedächtnisstörung
> Organisches Psychosyndrom nichtpsychotischer Ausprägung (Definition der organischen Psychosen: s. Einleitung zu organischen Psychosen 290 – 294; Anmerkung der Übersetzer)

310.2 Postkontusionelles Syndrom

Zustände, die nach Hirnkontusion auftreten, deren Symptombild dem des Frontalhirnsyndroms (310.0) oder dem einer Neurose (300.0 – 300.9) gleichen, bei denen in der Regel aber zusätzlich Kopfschmerz, Schwindel, Müdigkeit, Schlaflosigkeit und ein subjektives Gefühl von verminderter intellektueller Fähigkeit auffallen. Die Stimmung kann schwanken, und ganz normale Belastungen können ausgeprägte Furcht und Besorgnis erregen. Merkliche Intoleranz gegenüber psychischer und körperlicher Anstrengung, übertriebene Lärmempfindlichkeit und hypochondrische Befürchtungen kommen vor. Die Symptomatik ist häufiger bei Personen, die früher an Neurosen oder Persönlichkeitsstörungen gelitten haben, oder wenn die Möglichkeit für Entschädigungsansprüche besteht. Dieses Syndrom steht häufig in Zusammenhang mit gedeckten Schädelverletzungen, bei denen Zeichen einer lokalisierten Hirnschädigung nur diskret sind oder fehlen, es kann aber auch bei anderen Zustandsbildern vorkommen.

Dazugehörige Begriffe:
> Postkontusionelles Syndrom (Enzephalopathie)
> Zustand nach Commotio cerebri
> Posttraumatisches Psychosyndrom nicht-psychotischer Ausprägung

310.8 Andere spezifische nichtpsychotische Störungen nach Hirnschädigungen

Hierunter sind Störungen einzubeziehen, die dem postkontusionellen Syndrom (310.2) ähneln und mit Infektionskrankheiten oder anderen Krankheiten des Gehirns oder der Hirnhäute zusammen vorkommen.

Dazugehöriger Begriff:
　　　　　Andere fokale organische Psychosyndrome

Z | Ausschl.: Neuropsychologische Syndrome, wie z. B.
Aphasien 784.3
Agraphie 784.6

310.9 Nicht näher bezeichnete spezifische, nichtpsychotische psychische Störungen nach Hirnschädigungen

311 Anderweitig nicht klassifizierbare depressive Zustandsbilder

Depressive Zustandsbilder von in der Regel geringer, gelegentlich aber ausgeprägter Intensität, die keine spezifisch manisch-depressiven oder andere psychotisch-depressiven Merkmale haben und die nicht im Zusammenhang mit belastenden Ereignissen oder anderen, bei der neurotischen Depression erwähnten Merkmalen auftreten.

Dazugehörige Begriffe:
　　　　　Nicht näher bezeichnete depressive Störung
　　　　　Nicht näher bezeichnetes depressives
　　　　　Zustandsbild
　　　　　Nicht näher bezeichnete Depression

Ausschl.: Psychogene Reaktion (akute Belastungsreaktion auf
außergewöhnliche Belastung) mit
depressiver Symptomatik 308.0

**312 Anderweitig nicht klassifizierbare Störungen des Sozialver-
haltens**

Störungen, die hauptsächlich aggressives und destruktives
Verhalten oder Delinquenz umfassen. Diese Kategorie
sollte bei Personen jeglichen Alters für abnormes Verhalten benutzt werden, das zur sozialen Mißbilligung führt,
aber nicht Teil einer anderen psychiatrischen Erkrankung
ist. Leichte emotionale Störungen können gleichzeitig bestehen. Die Zuordnung zu dieser Kategorie setzt voraus,
daß das Verhalten in seinem jeweiligen Kontext nach Häu-
figkeit, Schwere und Art der Verknüpfung mit anderen
Symptomen abnorm ist. Störungen des Sozialverhaltens
unterscheiden sich von Anpassungsstörungen durch ihre
längere Dauer und durch das Fehlen einer engen zeitlichen oder inhaltlichen Beziehung zu irgendwelchen Belastungen. Sie unterscheiden sich ferner von Persönlichkeitsstörungen durch das Fehlen tief verwurzelter unangepaß-
ter Verhaltensmuster, die seit der Adoleszenz oder früher
bestehen.

Ausschl.: Anpassungsstörung im Sozialverhalten 309.3
Medikamenten-/Drogenabhängigkeit 304.–
Persönlichkeitsstörung mit vorherrschen-
der soziopathischer oder
asozialer Manifestation 301.7
Sexuelle Verhaltensabweichungen 302.–

312.0 Störungen des Sozialverhaltens ohne Sozialisation (ohne Gruppe)

Störungen, die durch Verhaltensweisen wie Trotz, Ungehorsam, Streitsucht, Aggressivität, destruktives Verhalten, Wutausbrüche, allein ausgeführte Diebstähle, Lügen, Ärgern anderer, Tyrannisieren und gestörte Beziehungen zu anderen gekennzeichnet sind. Der Trotz kann sich auch in Verstößen gegen sexuelle Verhaltensnormen äußern.

Dazugehöriger Begriff:
> Aggressivität ohne Sozialisation

312.1 Störungen des Sozialverhaltens mit Sozialisation (in Gruppe)

Störungen bei Personen, die die Wertordnung und die Verhaltensnorm einer delinquenten „peer group" angenommen haben, der gegenüber sie sich loyal verhalten und mit der sie typischerweise stehlen, Schule schwänzen und abends lange wegbleiben. Dabei kann Promiskuität bestehen.

Dazugehöriger Begriff:
> Gruppendelinquenz

312.2 Störungen des Sozialverhaltens mit Zwangscharakter

Fälle, bei denen die Störung des Sozialverhaltens oder die Delinquenz spezifisch zwanghaften Ursprungs ist.

Dazugehöriger Begriff:
> Kleptomanie

312.3 Störungen des Sozialverhaltens mit emotionaler Symptomatik

Störungen, die das für 312.0 und 312.1 angegebene Verhalten umfassen, bei denen aber außerdem *beträchtliche* emotionale Störungen bestehen, die sich beispielsweise durch Angst, Unglücklichsein oder zwanghafte Verhaltensweisen manifestieren.

Dazugehöriger Begriff:
> Neurotische Delinquenz

Ausschl.: Störung des Sozialverhaltens mit
Zwangscharakter   312.2

312.8 Andere Störungen des Sozialverhaltens

312.9 Nicht näher bezeichnete Störungen des Sozialverhaltens

313 Spezifische emotionale Störungen des Kindes- und Jugendalters

Weniger gut abgegrenzte emotionale Störungen, die für
das Kindesalter charakteristisch sind. Sofern die emotionale Störung die Form einer unter 300.– beschriebenen neurotischen Störung aufweist, sollte die entsprechende Klassifizierung unter 300.– erfolgen. Diese Kategorie unterscheidet sich von Kategorie 308.– durch längere Dauer und
durch das Fehlen einer engen zeitlichen oder inhaltlichen
Verknüpfung mit belastenden Ereignissen.

Ausschl.: Anpassungsstörung   309.–
Masturbation, Nägelbeißen, Daumen-
lutschen und andere isolierte Symptome   307.–

313.0 Mit Angst und Furchtsamkeit

Schlecht definierte, für das Kindesalter charakteristische
emotionale Störungen, deren Hauptsymptome Angst und
Furchtsamkeit sind. Viele Fälle von Schulverweigerung
oder elektivem Mutismus können hierzu gezählt werden.

Dazugehöriger Begriff:
Überängstliche Reaktion in Kindheit oder
Adoleszenz

Ausschl.: Abnorme Trennungsangst   309.2
Angstneurosen   300.0
Hospitalismus bei Kindern   309.8
Phobie   300.2

313.1 Mit Niedergeschlagenheit und Unglücklichsein

Für das Kindesalter charakteristische emotionale Störungen, deren Hauptsymptome Niedergeschlagenheit und

Unglücklichsein sind. Es können auch Eß- und Schlafstörungen bestehen.

Ausschl.: Neurotische Depression   300.4

313.2 Mit Empfindsamkeit, Scheu und Abkapselung

Für das Kindesalter charakteristische emotionale Störung, deren Hauptsymptome Empfindsamkeit, Scheu und Abkapselung sind. Einige Fälle von elektivem Mutismus dürften hierzu gehören.

Dazugehöriger Begriff:
    Abkapselung bei Kindern und Jugendlichen

Ausschl.: Frühkindlicher Autismus   299.0
          Schizoide Persönlichkeit   301.2
          Schizophrenie   295.–

313.3 Mit Beziehungsschwierigkeiten

Für das Kindesalter charakteristische emotionale Störung, deren Hauptsymptom Schwierigkeiten in den zwischenmenschlichen Beziehungen sind.

Dazugehöriger Begriff:
    Geschwisterrivalität

Ausschl.: Beziehungsschwierigkeiten in Verbindung
          mit Aggressivität, Destruktivität oder
          anderen Formen einer Störung des
          Sozialverhaltens   312.–

313.8 Andere oder Mischformen

Viele emotionale Störungen des Kindesalters umfassen verschiedene Elemente. Wenn möglich, sollte eine spezifische Verschlüsselung unter .0, .1, .2 oder .3 gemäß des *vorherrschenden* Typs der Störung erfolgen. Die Kategorie der kombinierten Störung sollte nur benutzt werden, wenn eine derartige Kombination besteht, die dies unmöglich macht.

313.9 Nicht näher bezeichnete spezifische emotionale Störungen des Kindes- und Jugendalters

314   Hyperkinetisches Syndrom des Kindesalters
Störungen, deren wesentliche Merkmale kurze Aufmerksamkeitsspanne und erhöhte Ablenkbarkeit sind. In der frühen Kindheit ist das auffallendste Symptom eine ungehemmte, wenig organisierte und schlecht gesteuerte, extreme Überaktivität, an deren Stelle aber in der Adoleszenz Hypoaktivität treten kann. Impulsivität, ausgeprägte Stimmungsschwankungen und Aggressivität sind ebenfalls häufige Symptome. Oft bestehen Verzögerungen in der Entwicklung bestimmter Fähigkeiten sowie gestörte und eingeschränkte zwischenmenschliche Beziehungen. Wenn die Hyperaktivität symptomatisch für eine Grundkrankheit ist, sollte diese letztere verschlüsselt werden.

314.0 Störung von Aktivität und Aufmerksamkeit
Fälle, bei denen kurze Aufmerksamkeitsspanne, Ablenkbarkeit und Hyperaktivität die wesentlichen Merkmale sind, ohne daß eine deutliche Verhaltensstörung oder eine Entwicklungsverzögerung besteht.

Dazugehöriger Begriff:
  Nicht näher bezeichnete Hyperaktivität

314.1 Hyperkinetisches Syndrom mit Entwicklungsrückstand
Fälle, bei denen das hyperkinetische Syndrom mit verzögerter Sprachentwicklung, motorischer Ungeschicklichkeit, Leseschwierigkeiten oder anderen spezifischen Entwicklungsrückständen einhergeht.

Dazugehörige Begriffe:
  Entwicklungsrückstand mit Hyperkinese

Eine zusätzliche Schlüsselnummer sollte benutzt werden, um die neurologische Störung zu bezeichnen, die damit im Zusammenhang steht.

314.2 Hyperkinetisches Syndrom mit Störung des Sozialverhaltens
Fälle, bei denen das hyperkinetische Syndrom mit ausgeprägten Störungen des Sozialverhaltens, aber nicht mit einer Entwicklungsverzögerung einhergeht.

Ausschl.: Hyperkinetisches Syndrom mit umschriebenen Entwicklungsrückständen   314.1

314.8 **Andere hyperkinetische Syndrome des Kindesalters**

314.9 **Nicht näher bezeichnete hyperkinetische Syndrome des Kindesalters**

Dazugehörige Begriffe:
Nicht näher bezeichnete hyperkinetische
Störung des Kindes- oder Jugendalters
Nicht näher bezeichnetes hyperkinetisches
Syndrom

315 **Umschriebene Entwicklungsrückstände**
Eine Gruppe von Störungen, in denen ein umschriebener
Entwicklungsrückstand das Hauptsymptom darstellt. Entwicklung ist in jedem Falle mit dem biologischen Rei-
fungsprozeß verbunden, aber wird auch von nichtbiologi-
schen Faktoren beeinflußt. Die Verschlüsselung enthält
keine ätiologischen Folgerungen.

Ausschl.: Entwicklungsrückstand im Zusammenhang mit einer neurologischen
Erkrankung   320 – 389

315.0 **Umschriebene Lese-/Rechtschreibschwäche**
Störungen, deren Hauptmerkmal eine ausgeprägte Beeinträchtigung der Entwicklung der Lese- und Rechtschreib-
fähigkeit ist, die nicht durch eine allgemeine intellektuelle
Behinderung oder inadäquate schulische Betreuung erklärt
werden kann. Sprech- oder Sprachschwierigkeiten, beeinträchtigte Rechts-links-Unterscheidung, sensomotorische
Störungen und Kodierungsschwierigkeiten bestehen oft
gleichzeitig. Häufig finden sich ähnliche Schwierigkeiten
bei anderen Familienmitgliedern. Ungünstige psychosoziale Einflüsse können bestehen.

Dazugehörige Begriffe:
Legasthenie
Umschriebene Rechtschreibstörung

315.1 Umschriebene Rechenschwäche

Störungen, deren Hauptmerkmal eine ausgeprägte Beeinträchtigung der Entwicklung der Rechenfähigkeit ist, die nicht durch eine generelle intellektuelle Behinderung oder inadäquate schulische Betreuung erklärt werden kann.

Dazugehöriger Begriff:
    Dyskalkulie

315.2 Andere umschriebene Lernschwächen

Störungen, deren Hauptmerkmal eine ausgeprägte Beeinträchtigung der Entwicklung eines anderen Leistungsbereiches ist, die nicht durch eine generelle intelektuelle Behinderung oder durch eine inadäquate schulische Betreuung erklärt werden kann.

Ausschl.: Umschriebene Rechenschwäche   315.1
           Umschriebene Lese-/Rechtschreib-
           schwäche   315.0

315.3 Umschriebener Rückstand in der Sprech- und Sprachentwicklung

Störungen, deren Hauptmerkmal eine ausgeprägte Beeinträchtigung der Entwicklung des Sprechens oder der Sprache (Syntax oder Semantik) ist, die nicht durch eine allgemeine intellektuelle Behinderung erklärt werden kann. Am verbreitetsten ist eine Verzögerung in der Entwicklung der normalen Wort-Tonproduktion, aus der eine Artikulationsstörung resultiert. Weglassen oder Ersetzen von Konsonanten ist sehr verbreitet. Auch kann die Sprachproduktion verspätet eintreten. Gelegentlich besteht gleichzeitig ein Rückstand im Sprachverständnis. Entwicklungsrückstände, die überwiegend auf einer deprivierenden Umgebung beruhen, sind hier einzuschließen.

Dazugehörige Begriffe:
    Entwicklungsbedingte Aphasie
    Dyslalie

Ausschl.: Erworbene Aphasie   784.3
           Elektiver Mutismus   309.8, 313.0 oder 313.2
           Lispeln und Lallen   307.9
           Stammeln und Stottern   307.0

315.4 Umschriebener Rückstand in der motorischen Entwicklung
Störungen, deren Hauptmerkmal eine ausgeprägte Beeinträchtigung in der Entwicklung der motorischen Koordination ist, die nicht durch eine allgemeine intellektuelle Behinderung erklärt werden kann. Die Ungeschicklichkeit ist gewöhnlich mit Wahrnehmungsstörungen verbunden.

Dazugehörige Begriffe:
    Ungeschicklichkeit
    Dyspraxiesyndrom

315.5 Mischform
Ein Rückstand der Entwicklung in einer spezifischen Fertigkeit (z. B. Lesen, Rechnen, Sprechen oder Koordination) ist häufig verbunden mit geringeren Rückständen in anderen Fähigkeiten. Trifft das zu, dann sollte die am meisten beeinträchtigte Fähigkeit verschlüsselt werden. Die Kategorie Mischform sollte nur benutzt werden, wenn keine Fähigkeit überwiegend betroffen ist.

315.8 Andere umschriebene Entwicklungsrückstände

315.9 Nicht näher bezeichnete umschriebene Entwicklungsrückstände

316 Anderweitig klassifizierte Erkrankungen, bei denen psychische Faktoren eine Rolle spielen (psychosomatische Erkrankungen im engeren Sinne)
Psychische Erkrankungen oder Symptome jeglicher Art, von denen angenommen wird, daß sie eine wesentliche Rolle bei der Entstehung anderweitig klassifizierter körperlicher Erkrankungen spielen, die gewöhnlich *mit* Gewebeschädigungen einhergehen. Die psychische Störung ist gewöhnlich leichteren Grades und unspezifisch, psychische

Symptome (Besorgtheit, Furcht, Konflikte usw.) können ohne eine offensichtliche psychiatrische Erkrankung vorhanden sein. Eine zusätzliche Schlüsselnummer sollte verwendet werden, um die körperliche Erkrankung zu bezeichnen. Für den seltenen Fall, daß eine offensichtliche psychiatrische Erkrankung für die Ursache einer körperlichen Erkrankung gehalten wird, sollte eine zweite zusätzliche Schlüsselnummer verwendet werden, um die psychiatrische Diagnose aufzuzeichnen.

Beispiele für den Gebrauch dieser Kategorie sind:
Psychogenes Asthma (316 und 493.9)
Psychogene Dermatitis (316 und 691.8)
Psychogenes Ekzem (316 und 691.– oder 692.–)
Psychogenes Magenulkus (316 und 531.–)
Psychogene Colitis mucosa (316 und 564.1)
Psychogene Colitis ulcerosa (316 und 556)
Psychogene Urticaria (316 und 708.–)
Psychosozialer Minderwuchs (316 und 259.4)

Ausschl.: Körperliche Symptome und körperliche
Funktionsstörungen psychischen
Ursprungs *ohne* Gewebeschädigung   306.–

Oligophrenien (317 – 319)

Abnormer Zustand, bei welchem die geistige Entwicklung unvollständig ist oder auf einem früheren Entwicklungsstadium stehengeblieben ist. Dieser Zustand ist im besonderen durch Intelligenzminderung charakterisiert. Die Verschlüsselung sollte anhand des gegenwärtigen intellektuellen Niveaus *ohne Berücksichtigung von dessen Natur* und Ursache – wie z. B. Psychose, kulturelle Deprivation, Down-Syndrom usw. – erfolgen. Sofern eine spezifische Behinderung vorliegt, etwa der Sprache, sollte die *vierstellige Verschlüsselung* auf einer Beurteilung des intellektuellen Niveaus basieren, *die die spezifische Behinderung nicht einbezieht.* Die Beurteilung des intellektuellen Niveaus sollte auf allen verfügbaren Informationen beruhen einschließlich dem klinischen Eindruck, der Anpassungsfähigkeit und der Testergebnisse. Die angegebenen IQ-Niveaus basieren auf einem Test mit einem Mittelwert von 100 und einer Standardabweichung von 15, wie sie für die Wechsler-Skalen gültig sind. Sie sollten nur als Anhaltspunkt dienen und nicht rigide angewendet werden. Oligophrenien sind oft mit psychiatrischen Erkrankungen verbunden und können sich oft als Folge einer körperlichen Erkrankung oder Verletzung entwickeln. In diesen Fällen sollten eine oder mehrere zusätzliche Schlüsselnummern verwendet werden, um die psychiatrische oder körperliche Erkrankung zu bezeichnen, die damit in Verbindung steht. Die Schlüsselnummern für Behinderung und Handikap (impairment and handicap codes) sollten ebenfalls berücksichtigt werden.

Z | Die in der Originalfassung angegebenen IQ-Werte bieten zwei Schwierigkeiten: 1. ist die Methode, nach der diese IQ-Werte bestimmt werden, nicht eindeutig klar; 2. ist die Zuordnung klinisch diagnostizierter Schwachsinnsgrade zu bestimmten IQ-Bereichen kontrovers sowie in den im Original angeführten unteren Bereichen nicht durchführbar und auch sinnlos. Aus jeder Dokumentation sollte zu ersehen sein, nach welchem Verfahren die IQ-Werte bestimmt werden.

317   Leichter Schwachsinn

Z | ### 317.0 Niedrige Intelligenz

Grenzdebilität
IQ 70 – 84

317.1 Leichte intellektuelle Behinderung

Debilität
IQ 50 – 70

318   Andere Ausprägungsgrade des Schwachsinns

318.0 Deutlicher Schwachsinn

Imbezillität
IQ 35 – 49
Intellektuelle Behinderung mittleren Grades

318.1 Schwerer Schwachsinn

IQ 20 – 34
Schwere intellektuelle Behinderung

318.2 Hochgradiger Schwachsinn

Idiotie
IQ unter 20
Schwerste intellektuelle Behinderung

319 Nicht näher bezeichneter Schwachsinn

Nicht näher bezeichnete intellektuelle Behinderung

Übersichten zur raschen Orientierung

Liste 1:

ICD-9 Kategorien, die für die Verschlüsselung **depressiver Zustandsbilder** von Bedeutung sind (10 dreistellige Kategorien; 19 vierstellige Kategorien)

Liste 2:

Neue Kategorien, die sich speziell auf **Störungen des Kindes- und Jugendalters** beziehen.
Die folgenden neuen Kategorien werden in der ICD-9 speziell für Störungen des Kindes- und Jugendalters angeboten. Andere Kategorien, die oft, aber nicht ausschließlich für Kinder und Jugendliche anwendbar sind, finden sich unter 307 „Spezielle, nicht anderweitig klassifizierbare Symptome oder Syndrome", 309 „Psychogene Reaktion (Anpassungsstörung)", 312 „Anderweitig nicht klassifizierbare Störungen des Sozialverhaltens" (einschließlich Delinquenz) und bei 317 – 319, „Oligophrenien".

Liste 3:

Entsprechungen zwischen einzelnen dreistelligen Kategorien der **ICD-8 und ICD-9** und **Änderungen**

ICD-8   ICD-9

290 Demenzen bei präse-
     nilen und senilen
     Hirnkrankheiten   290 Senile und präsenile
292 Psychosen bei intra-   Psychosen
     kraniellen Infek-   293 Vorübergehende or-
     tionen   ganische Psychosen
293 Psychosen bei ande-   (akute exogene Reak-
     ren organischen   tionstypen)
     Hirnstörungen   294 Andere (chronische)
294 Psychosen bei ande-   organische Psychosen
     ren körperlichen Stö-
     rungen

305 Psychosomatische   316 Anderweitig klassifi-
     Störungen (körper-   zierte Erkrankungen,
     liche Störungen   bei denen psychische
     wahrscheinlich psy-   Faktoren eine Rolle
     chischen Ursprungs)   spielen (psychosoma-
                                     tische Erkrankungen
                                     im engeren Sinne)

307 Vorübergehende   308 Psychogene Reaktion
     kurzfristige psychi-   (akute Belastungsre-
     sche Auffälligkeiten,   aktion)
     die mit situativen Be-   309 Psychogene Reaktion
     lastungen im Zusam-   (Anpassungsstörung)
     menhang stehen

ICD-8	ICD-9
	313 Spezifische emotionale Störungen des Kindes- und Jugendalters
	314 Hyperkinetisches Syndrom des Kindesalters
308 Verhaltensstörungen im Kindesalter	315 Umschriebene Entwicklungsrückstände
	309 Psychogene Reaktion (Anpassungsstörung)
	312 Anderweitig nicht klassifizierbare Störungen des Sozialverhaltens

ICD-8	ICD-9
310 Minderbegabung (Grenzfälle)	
311 Leichter Schwachsinn	317 Leichter Schwachsinn
312 Deutlicher Schwachsinn	318 Andere Ausprägungsgrade des Schwachsinns
313 Schwerer Schwachsinn	
314 Hochgradiger Schwachsinn	319 Nicht näher bezeichneter Schwachsinn
315 Nicht näher bestimmbarer Schwachsinnsgrad	

Einige dreistellige Kategorien der ICD-9, die in der ICD-8 nicht enthalten waren:

305 Drogen- und Medikamentenmißbrauch ohne Abhängigkeit

308 Psychogene Reaktion (akute Belastungsreaktion)

309 Psychogene Reaktion (Anpassungsstörung)

311 Anderweitig nicht klassifizierbare depressive Zustandsbilder

312 Anderweitig nicht klassifizierbare Störungen des Sozialverhaltens

316 Anderweitig klassifizierte Erkrankungen, bei denen psychische Faktoren eine Rolle spielen (psychosomatische Erkrankungen im engeren Sinne)

Anhang I

Zweck und Aufbau der ICD-9 als Ganzes

Ärzte, Verwaltungs- und Dokumentationspersonal, die für die Erstellung, die Dokumentation oder die Verschlüsselung psychiatrischer Diagnosen im Sinne des Kapitels „Psychiatrische Krankheiten" der ICD-9 verantwortlich sind, werden öfter zusätzliche körperliche Störungen (wie Infektionskrankheiten, Intoxikationen oder Stoffwechselstörungen) oder äußere Einwirkungen (wie Traumata, Vergiftungen oder Gewalteinwirkungen) dokumentieren müssen, die anderen Kapiteln der ICD zugehören. Sie sind im Anhang 3 aufgeführt. Der Wert, die ICD so zu benutzen, daß mehrere Störungen bei dem gleichen Patienten verschlüsselt werden können, wird immer mehr gesehen. Um dieses Vorgehen zu unterstützen, folgt eine kurze Einführung und Einleitung zur ICD-9 als Ganzes. Wer an weiteren Informationen interessiert ist, sollte die einleitenden Bemerkungen zu Band 1 und 2 der Gesamt-ICD-9 nachschlagen.

Zweck und Gebrauch der ICD

Die ICD ist eine „statistische" Klassifikation von Krankheiten, von Komplikationen in der Schwangerschaft, bei der Geburt und im Puerperium, von angeborenen Anomalien, von Ursachen perinataler Morbidität und Mortalität, von Unfällen, Vergiftungen und Gewaltanwendungen und von subjektiven und objektiven Symptomen sowie von schlecht bezeichneten Störungen. Der Hauptzweck der ICD liegt jedoch in der Klassifikation von Morbidität und Mortalität für statistische Zwecke. Die ICD wurde auch dem Zweck angepaßt, als Nomenklatur für Krankheiten und als Index für Krankengeschichten zu dienen. Der wesentliche Sinn eines solchen Index ist es, das Wiederfinden

der Krankengeschichten für verschiedene Zwecke zu ermöglichen (z. B. Behandlungsstudien von Patienten mit
bestimmten Störungen).

Organisatorischer Aufbau der ICD-9

Die ICD ist in 17 Hauptkapitel unterteilt (s. Anhang II). Jedes dieser Kapitel ist unterteilt in eine festgelegte Anzahl
von dreistelligen Kategorien, die von 000 bis 999 reichen.
Jede dieser Kategorien ist weiterhin unterteilt in vierstellige Unterkategorien (.0 bis .9), um eine größere Detaillie-
rung zu ermöglichen. Die Struktur der Klassifikation ist
eklektisch; das Einteilungsprinzip der Klassifikation innerhalb der 17 größeren Kapitel ist nicht durchgängig gleich.
In einigen dieser Kategorien (wie Krankheiten der Atmungsorgane) besteht ein topographisches Einteilungsprinzip, seltener ist es ätiologisch (z. B. bei den Infektionskrankheiten) oder situationsabhängig (z. B. bei Schwan-
gerschaftskomplikationen). In anderen Abschnitten werden wieder andere Einteilungsprinzipien verwendet. All
das weist darauf hin, daß die ICD ein Kompromiß ist; er
hat zu einer pragmatischen Klassifikation geführt, die für
die verschiedensten Zwecke verwendet werden kann.
Es gibt zwei Zusatzklassifikationen, eine für die Klassifikation der äußeren Ursachen bei Verletzungen und Vergiftungen (der E-Schlüssel) und eine zweite für die Klassifikation der Faktoren, die den Gesundheitszustand und die
Inanspruchnahme der Gesundheitsdienste beeinflussen
(der V-Schlüssel). Beide Klassifikationen enthalten Rubriken mit Begriffen, die für Institutionen und Einrichtungen
von Bedeutung sind, die psychiatrische und verwandte
Dienste anbieten.

Die Revision der ICD

Die Revision der ICD ist ein kontinuierlicher Vorgang. Sobald eine Revision abgeschlossen ist, beginnt die Arbeit an
der nächsten. In manchen Bereichen, wie bei den psychiatrischen Krankheiten, beginnt die Arbeit an der nächsten

Revision, lange bevor die Arbeit an der noch laufenden Revision beendet ist. Jede Revision erfordert eine Fülle von Aktivitäten; hierzu gehören: die Entwicklung von Revisionsvorschlägen durch nationale Organisationen, die Gesundheits- und Bevölkerungsstatistiken aufstellen, zwei- und mehrseitige Treffen interessierter Länder, um gemeinsame Vorschläge zu erarbeiten, eine Koordination zwischen den Programmen von Gesundheitsorganisationen in verschiedenen Regionen und den Programmen der WHO-Zentren für die Klassifikation von Krankheiten, Einberufung von Expertenkomitees, die die Aufgabe haben, sich mit verschiedenen technischen Angelegenheiten zu befassen, die sich auf spezielle Klassifikationsprobleme beziehen, sowie schließlich die Durchführung verschiedener Spezialstudien.

Von besonderer Bedeutung für den psychiatrischen Bereich war Stengels Studie [5] über den weltweiten Stand psychiatrischer Klassifikation. Er fand, daß die ICD-6 im Bereich der Psychiatrie nicht allgemein akzeptiert worden war und daß wesentliche Verbesserungen notwendig seien. Stengels Empfehlungen, dieser mißlichen Situation abzuhelfen, wurden entscheidend von der WHO Scientific Group on Mental Health Research unterstützt, die 1964 empfahl, die WHO solle eine Klassifikation psychiatrischer Krankheiten entwickeln, die international anwendbar und akzeptabel sei. Die Weltgesundheitsorganisation entwickelte in der Folge ein Programm, um diese Empfehlung zu verwirklichen (s. Einleitung) [6].

Der alphabetische Index der ICD-9

Band 2 der ICD enthält den alphabetischen Index zum systematischen Verzeichnis von Band 1 und hilft dem Benut-

---

[5] Stengel E (1959) Classification of mental disorders. Bull WHO 21: 601 – 663

[6] Kramer M, Sartorius N, Jablensky A, Gulbinat W (1979) The ICD-9 classification of mental disorders. A review of its development and content. Acta Psychiatr Scand 59: 241 – 262

zer bei der Zuordnung einer gegebenen Diagnose zur entsprechenden Kategorie. So werden z. B. verschlüsselt:

die Röteln, wenn sie als manifeste Erkrankung einer Person auftreten, unter 056 (Kapitel I „Infektiöse und parasitäre Krankheiten");

mütterliche Röteln, die den Fötus befallen (und z. B. später zum geistigen Entwicklungsrückstand des Kindes führen), unter 771.0 (Kapitel XV „Bestimmte Affektionen, die ihren Ursprung in der Perinatalzeit haben");

Pneumokokken-Pneumonie unter 481 (Kapitel VIII „Krankheiten der Atmungsorgane");

tuberkulöse Pneumonie dagegen unter 011.6 (Kapitel I „Infektiöse und parasitäre Krankheiten");

zerebrale Arteriosklerose unter 437.0 (Kapitel VII „Krankheiten des Kreislaufsystems");

Epilepsie unter 345 und multiple Sklerose unter 340 (beide im Kapitel VI „Krankheiten des Nervensystems und der Sinnesorgane").

Aufgrund seines umfassenden Charakters enthält der Index unvermeidlich viele ungenaue und unerwünschte Termini, die man noch immer gelegentlich in Krankengeschichten antrifft und für die der Benutzer einen Hinweis benötigt, wo sie in der Klassifikation zuzuordnen sind, sei es auch nur in einer Rubrik für sonstige oder schlecht bezeichnete Affektionen. Wenn ein Terminus im Band 2 der ICD aufgeführt ist, sollte dies deshalb noch lange nicht als Rechtfertigung für seinen Gebrauch in einer guten medizinischen Terminologie verstanden werden.

Anhang II

Zusammenfassende Aufstellung der Kapitel und Hauptkategorien der ICD-9

Wir verweisen auf das Gesamtverzeichnis der ICD-9, Internationale Klassifikation der Krankheiten (ICD) 1979: Band 1 Systematisches Verzeichnis.
Deutsche Fassung herausgegeben vom Bundesminister für Jugend, Familie und Gesundheit. Erschienen im Deutschen Consulting-Verlag, Wuppertal.

Anhang III

Störungen in der ICD-9, die außerhalb des Kapitels V aufgeführt sind und zu psychiatrischen Krankheiten oder zum Kontakt mit psychiatrischen Diensten führen können

Dieser Abschnitt ist zur Hilfe bei Diagnostik und Verschlüsselung für diejenigen gedacht, die nicht immer raschen Zugang zu den beiden vollständigen ICD-Bänden haben. Diejenigen Störungen außerhalb des Kapitels V, die am meisten zu Kontakten mit psychiatrischen Diensten führen, sind unten mit ihren Schlüsselnummern aufgeführt. Diese Liste ist nicht vollständig, aber sie wird die große Mehrzahl der Fälle umfassen, die man bei einer üblichen psychiatrischen Tätigkeit antrifft.

Die 9. Revision der ICD benutzt für bestimmte diagnostische Beschreibungen 2 Kodes, die einerseits über eine lokalisierte Manifestation oder Komplikation und andererseits über eine stärkere Generalisierung des zugrundeliegenden Krankheitsprozesses informieren. Der Kode für letzteren Sachverhalt ist mit einem Kreuz (†), für den ersteren mit einem Stern (*) markiert. So ist die Meningitis tuberculosa im Kapitel „Infektiöse und parasitäre Krankheiten" mit einem Kreuz, im Kapitel „Krankheiten des Nervensystems" mit einem Stern versehen.

I. Infektiöse und parasitäre Krankheiten

006   Amoebiasis
006.5   Amöbenabszeß des Gehirns

013   Tuberkulose der Menigen und des Zentralnervensystems
013.0† Tuberkulöse Meningitis (320.4 *)

013.1† Tuberkulom der Meningen (349.2 *)
013.8   Tuberkulom ⎫
        Tuberkulose ⎭   des Gehirns (348.8 *)
        Tuberkulöse(r):
        Gehirnabszeß (324.0 *)

027   Sonstige Zoonosen durch Bakterien
027.0   Meningitis† (320.7 *)   ⎫ durch Listeria
        Meningoenzephalitis† (320.7 *) ⎭ monocytogenes

036   Meningokokkeninfektion
036.0† Meningokokkenmeningitis (320.5 *)
036.1† Meningokokkenenzephalitis (323.4 *)

046   „Slow-virus infection" des Zentralnervensystems
046.0† Kuru (323.0 *)
046.1† Jakob-Creutzfeldt-Syndrom (331.5 *)
046.3† Progressive multifokale Leukoenzephalopathie (331.6 *)

047   Durch Enteroviren hervorgerufene Meningitis
047.0† Meningitis durch Coxsackie-Virusinfektion (321.1 *)
047.1† Meningitis durch ECHO-Virusinfektion (321.2 *)
047.8† Meningitis durch sonstige Enteroviren (321.7 *)
047.9† Meningitis durch n. n. bez. Enteroviren (321.7 *)

**049   Sonstige nicht durch Arbo-Viren hervorgerufene Virus-
          krankheiten des Zentralnervensystems**
049.0† Lymphozytäre Choriomeningitis (321.6 *)
049.1† Meningitis durch Adenoviren (321.7 *)
049.8   Enzephalitis: akute
049.9   Virusenzephalitis o. n. A.† (323.4†)

054   Herpes simplex
054.3† Herpes-Meningoenzephalitis (323.4 *)
054.7   Meningitis durch Herpes-simplex-Virus† (321.4 *)

090   Syphilis (Lues) connata
090.4   Juvenile Neurosyphilis

094   Neurosyphilis (Neurolues)
094.0   Tabes dorsalis

III. Endokrinopathien, Ernährungs- und Stoffwechselkrankheiten sowie Störungen im Immunitätssystem

VI. Krankheiten des Nervensystems und der Sinnesorgane

IX. Krankheiten der Verdauungsorgane

742.3 Hydrozephalus congenitus
ausschl.: Hydrozephalus:
durch kongenitale Toxoplasmose
(771.2†, 331.4 *)
erworbener (331.4)

742.4 Sonstige näher bez. Anomalien des Gehirns
Kongenitale zerebrale Zyste
Megalenzephalie
Multiple Fehlbildungen des Gehirns o. n. A.

742.9 N. n. bez. Anomalien des Gehirns, Rückenmarks und
Nervensystems
Kongenitale(r):
Anomalie
Deformität
Fehlbildung ⎫ des ⎧ Gehirns
Krankheit ⎬ ⎨ Rückenmarks
Schaden ⎭ ⎩ Nervensystems

756 Sonstige kongenitale Anomalien des Muskel- und Skelettsystems

756.0 Anomalien der Schädel- und Gesichtsknochen
Crouzon-Krankheit
Dyostosis cranio-facialis
Hypertelorismus

758 Chromosomenanomalien

758.0 Down-Syndrom
Trisomie:
21 oder 22
G

758.1 Patau-Syndrom
Trisomie:
13
D_1

758.2 Edwards-Syndrom
Trisomie:
18
E_3

XVI. Symptome und schlecht bezeichnete Affektionen

964	Vergiftung durch Pharmaka mit Hauptwirkung auf die Blutbestandteile
965	Vergiftung durch Analgetika, Antipyretika und Antirheumatika
966	Vergiftung durch krampflösende Pharmaka und Anti-Parkinson-Mittel
967	Vergiftung durch Sedativa und Hypnotika
968	Vergiftung durch sonstige zentral dämpfende Pharmaka
969	Vergiftung durch Psychopharmaka
970	Vergiftung durch zentral stimulierende Pharmaka
971	Vergiftung durch Pharmaka, die hauptsächlich auf das autonome Nervensystem wirken
972	Vergiftung durch Pharmaka, die hauptsächlich auf Herz und Kreislauf wirken
973	Vergiftung durch Pharmaka, die hauptsächlich auf den Magen-Darm-Trakt wirken
974	Vergiftung durch Pharmaka für den Wasser-, Mineralien- und Harnsäurestoffwechsel
975	Vergiftung durch Pharmaka, die hauptsächlich auf die glatte und die quergestreifte Skelettmuskulatur sowie auf das Atmungssystem wirken
976	Vergiftung durch Pharmaka, die hauptsächlich auf die Haut und Schleimhaut wirken sowie Pharmaka für Augen, Hals, Nase, Ohren und Zähne
977	Vergiftung durch sonstige und n. n. bez. Pharmaka
978	Vergiftung durch bakterielle Impfstoffe
979	Vergiftung durch sonstige Impfstoffe und Sera
980	Toxische Wirkung durch Alkohol
981	Toxische Wirkung von Erdölprodukten
982	Toxische Wirkung von Lösungsmitteln, die nicht auf Petroleum basieren

E 950 **Selbstmord und Selbstbeschädigung durch Vergiftung mit festen oder flüssigen Stoffen**

E 950.0 Analgetika, Antipyretika und Antirheumatika
E 950.1 Barbiturate
E 950.2 Sonstige Sedativa und Hypnotika
E 950.3 Tranquilizer und sonstige Psychopharmaka
E 950.4 Sonstige näher bez. Drogen und Medikamente
E 950.5 N. n. bez. Droge oder Medikament
E 950.6 In Landwirtschaft und Gartenbau verwendete chemische und pharmazeutische Präparate, soweit sie nicht Pflanzennährstoffe und Düngemittel sind
E 950.7 Ätzende Substanzen
E 950.8 Arsen und Arsenverbindungen
E 950.9 Sonstige und n. n. bez. feste und flüssige Stoffe

E 951 **Selbstmord und Selbstbeschädigung durch Vergiftung mit im Haushalt verwendeten Gasen**

E 952 **Selbstmord und Selbstbeschädigung durch Vergiftung mit sonstigen Gasen und Dämpfen**

E 953 **Selbstmord und Selbstbeschädigung durch Erhängen, Erdrosseln und Ersticken**

E 954 **Selbstmord und Selbstbeschädigung durch Ertrinken**

E 955 **Selbstmord und Selbstbeschädigung durch Feuerwaffen und Explosivstoffe**

E 956 **Selbstmord und Selbstbeschädigung durch schneidende und stechende Gegenstände**

E 957 **Selbstmord und Selbstbeschädigung durch Sturz aus der Höhe**

E 958 **Selbstmord und Selbstbeschädigung auf sonstige und n. n. bez. Art und Weise**

Zusatzklassifikation der Faktoren, die den Gesundheitszustand und die Inanspruchnahme der Gesundheitsdienste beeinflussen (V-Schlüssel)

V 11 **Psychische Erkrankungen in der Eigenanamnese**

V 15 **Andere eigenanamnestische Daten, die eine gesundheitliche Gefährdung darstellen**
  .4 Psychisches Trauma

V 17 **Familienanamnese chronisch behindernder Erkrankungen**
  .0 Psychiatrische Erkrankung
  .2 Andere neurologische Krankheiten
     Epilepsie
     Chorea Huntington

V 18 **Familienanamnese anderer spezieller Erkrankungen**
  .4 Oligophrenie

V 26 **Beratung bezüglich Fortpflanzung**
  .3 Genetische Beratung
  .4 Allgemeine Beratung und Empfehlung

V 40 **Psychische Probleme und Verhaltensschwierigkeiten**
  .0 Lernschwierigkeiten
  .1 Kommunikationsprobleme (einschließlich Sprache)
  .2 Andere psychische Probleme
  .3 Andere Verhaltensschwierigkeiten
  .9 Nicht näher bezeichnete psychische Probleme und Verhaltensschwierigkeiten

V 41 **Schwierigkeiten in einzelnen Sinnesgebieten und anderen speziellen Funktionen**
  .7 Sexuelle Funktionsschwierigkeiten

V 57 **Betreuung mit Rehabilitationsmaßnahmen**
  .0 Atemübungen
  .1 Andere physikalische Therapie
  .2 Beschäftigungstherapie und berufliche Rehabilitation
  .3 Sprachtherapie

V 60   Wohn-, Haushalts- und wirtschaftliche Verhältnisse
.4 Kein anderer Haushaltsangehöriger in der Lage, die Versorgung zu übernehmen
.5 Ferienbetreuung

V 61   Andere familiäre Verhältnisse
.0 Auflösung der Familie
.1 Eheprobleme
Auszuschließen:
Probleme im Zusammenhang mit:
psychosexuellen Störungen (302.-)
sexuellen Funktionsschwierigkeiten (V 41.7)
.2 Probleme der Eltern-Kind-Beziehung
.4 Gesundheitsprobleme innerhalb der Familie
Alkoholismus in der Familie

V 62   Andere psychosoziale Umstände
.1 Negative Einflüsse am Arbeitsplatz
.3 Behinderung in der Ausbildung

V 66   Genesung
.3 Nach Psychotherapie und anderer Behandlung einer psychischen Störung

V 67   Katamnese
.3 Nach Psychotherapie und anderer Behandlung einer psychischen Störung

V 68   Kontakte aus administrativen Gründen
.2 Anforderungen für gutachtliche Beurteilung

V 70   Allgemein-ärztliche Untersuchung
.1 Allgemeine psychiatrische Untersuchung, auf Anforderung einer Dienststelle
.2 Andere und nicht näher spezifizierte allgemeine psychiatrische Untersuchung

V 77   Spezielle Untersuchung auf endokrine, Ernährungs-Stoffwechsel- und Immunitätsstörungen
.3 Phenylketonurie

V 79 **Spezielle Untersuchung auf psychische Störungen und Behinderungen in der Entwicklung**
.0 Depression
.1 Alkoholismus
.2 Oligophrenie

V 82 **Spezielle Untersuchung auf andere Erkrankungen**
.4 Postnatale Untersuchung auf Chromosomenanomalien

Sachverzeichnis

H.-H. von Albert
**Vom neurologischen Symptom
zur Diagnose**
Differentialdiagnostische Leitpro-
gramme. Mit Geleitworten von
G. Bodechtel, F. Marguth
1978. 6 Abbildungen. XI, 281 Seiten
(Kliniktaschenbücher)
DM 26,–
ISBN 3-540-08877-6

Das AMDP-System
Manual zur Dokumentation psychia-
trischer Befunde
Herausgeber: Arbeitsgemeinschaft
für Methodik und Dokumentation
in der Psychiatrie AMDP
Stand: Herbst 1978. 3., korrigierte
und erweiterte Auflage. 1979.
2 Textabbildungen, 6 Formulare.
VIII, 103 Seiten
DM 15,80
ISBN 3-540-09359-1

O. Benkert, H. Hippius
Psychiatrische Pharmakotherapie
Ein Grundriß für Ärzte und
Studenten
3., völlig neubearbeitete Auflage.
1980. 17 Abbildungen, 3 Tabellen.
XIV, 280 Seiten
(Kliniktaschenbücher)
DM 24,–
ISBN 3-540-09630-2

C. Müller
Psychiatrische Institutionen
Ihre Möglichkeiten und Grenzen
1981. XI, 246 Seiten
DM 29,80
ISBN 3-540-10438-0

**Monographien aus dem Gesamt-
gebiete der Psychiatrie/
Psychiatry Series**
Herausgeber: H. Hippius,
W. Janzarik, C. Müller

17. Band:
Psychiatrische Epidemiologie
Geschichte, Einführung und ausge-
wählte Forschungsergebnisse
Herausgeber: H. Häfner
Mit Beiträgen zahlreicher Fach-
wissenschaftler
1978. 20 Abbildungen, 91 Tabellen
XII, 252 Seiten
Gebunden DM 98,–
ISBN 3-540-08629-3

19. Band:
Psychiatrische Therapie-Forschung
Ethische und juristische Probleme
Herausgeber: H. Helmchen,
B. Müller-Oerlinghausen
Mit Beiträgen zahlreicher Fach-
wissenschaftler
1978. XII, 180 Seiten
Gebunden DM 53,–
ISBN 3-540-08732-X

Neurosen
Herausgeber: H. Mester, R. Tölle
Mit Beiträgen zahlreicher Fach-
wissenschaftler
1981. 4 Abbildungen, 24 Tabellen.
XII, 175 Seiten
DM 36,–
ISBN 3-540-10511-5

H. J. Weitbrecht, J. Glatzel
Psychiatrie im Grundriß
Begründet von H. J. Weitbrecht
4. Auflage, völlig neubearbeitet und
erweitert von J. Glatzel
Unter Mitarbeit von H. Rieger,
D. Wyss
1979. 5 Abbildungen, 3 Schemata.
XIV, 352 Seiten
Gebunden DM 78,–
ISBN 3-540-09470-9

**Springer-Verlag
Berlin
Heidelberg
New York**

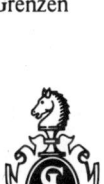

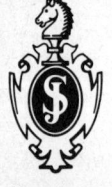